ST クリア言語聴覚療法 11

地域言語聴覚療法

編著 内山千鶴子
　　 黒川容輔
　　 黒羽真美

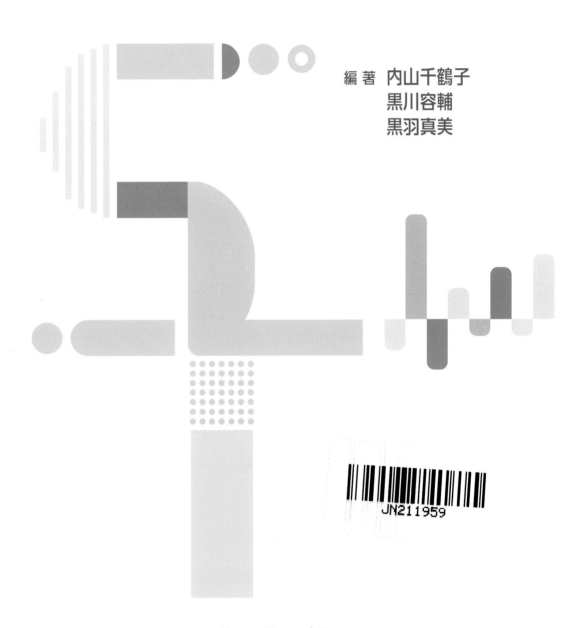

建帛社
KENPAKUSHA

〔シリーズ監修者〕

内山量史　日本言語聴覚士協会　会長
内山千鶴子　新潟リハビリテーション大学大学院　特任教授
池田泰子　東京工科大学医療保健学部　准教授
髙野麻美　船橋市立リハビリテーション病院　副院長

〔編著者〕

内山千鶴子　前掲
黒川容輔　日本福祉教育専門学校言語聴覚療法学科　副学科長
黒羽真美　日本言語聴覚士協会　副会長

〔執筆者〕（五十音順）

赤壁省吾　光会ちきゅうっこ保育園　園長
太田裕樹　京都府立聾学校　京都府南部視覚・聴覚支援センター
近藤茂瑠　東京都言語聴覚士会災害対策委員会・東京都JRAT
佐藤誠一　デイサービス言葉のかけ橋　代表
清水宗平　横浜鶴見リハビリテーション病院
志和智美　秀公会あづま脳神経外科病院
中島悠紀　社会福祉法人朝霞地区福祉会南西部地域療育センター
萩野未沙　独立行政法人地域医療機能推進機構中京病院
不破本純子　言語聴覚士ステーションはるか　代表
山口勝也　健生会ふれあい相互病院
山本徹　永生会在宅総合ケアセンター　副センター長
吉村知佐子　高知リハビリテーション専門職大学リハビリテーション学科

クリア言語聴覚療法 刊行にあたって

　本シリーズは2000（平成12）年に建帛社より発行された「言語聴覚療法シリーズ」（企画委員：笠井新一郎，倉内紀子，山田弘幸）の内容を大幅に見直し，新たに「クリア言語聴覚療法」として発行するものである。

　1999（平成11）年に第1回言語聴覚士国家試験が実施され，4,003名の言語聴覚士がわが国に誕生してから25年が経過した。2023（令和5）年現在，言語聴覚士の資格保有者は約4万名にまで増加した。日本人の急速な高齢化による人口構造の変化に伴い，社会保障制度，医療・介護保険制度，障害者福祉など多くの分野で言語聴覚士は求められているが，必要とされる対象障害領域の拡大に対応した言語聴覚士の不足はますます深刻である。多様化・複雑化しながら拡大する対象領域に対応したよりよい言語聴覚療法を提供するためには，資格保有者の確保と併せて，卒前教育の充実もまた必須である。

　本シリーズは，言語聴覚士を目指す学生を主な読者対象として，①初学者でもスムーズに学習できるよう理解しやすいテキストとすること，②「言語聴覚士国家試験出題基準」「言語聴覚士養成教育ガイドライン」に準拠して，国家試験に必須の項目を網羅した上で，臨床現場につながる内容とすることを心掛けて編纂した。

　各巻を構成する主な特徴として，以下の工夫がなされている。
- 章のポイントとして，各章の冒頭に当該章で学習する内容を提示
- 章のまとめとして，各章の末尾にまとめ学習ができるような課題を提示
- 側注を多用することで，本文の補足的内容やキーワードを解説
- 適宜コラムを掲載し，最新の話題や実践的内容を取り上げることで，学生が知識だけでなくそれを臨床へと結びつける興味をもって学習できるようにした

　また本シリーズは，学生だけでなく既に現場で活躍されている言語聴覚士の振り返りの書としても活用できる内容となっていると確信している。

　言語聴覚士が主に接するのは，コミュニケーションや高次脳機能，嚥下などに障害を抱える方々である。病院では「患者さん」と呼ばれるわけだが，来院以前は，誰もが家庭や地域で生活を送る「生活者」であったことを忘れてはいけない。リハビリテーションとは単なる機能訓練でなく，その目的は在宅復帰するまでを目指すものではない。リハビリテーションを終えて家庭に戻るときには，各々が役割をもち，その後の人生を「生活者」として満喫できるような支援を目指して，言語聴覚士として成長を続けていただきたい。

社会保障制度の変革によってリハビリテーションの意義が誤解されつつある昨今，全人的復権（障害のある人が身体的・精神的・社会的・職業的・経済的に能力を発揮し，人間らしく生きる権利）を目指したリハビリテーションが展開できる人材が現場に多く輩出されることを切に望んでいる。

2023年12月

内山量史・内山千鶴子・池田泰子・髙野麻美

まえがき

　総務省によると，2023年の年間出生数は73万人を下回った一方，高齢者数は3,600万人以上となり，高齢化率は35％を超えた。今後も高齢者数は増加し，2040年にピークを迎えると予測されている。少子高齢化の進展を踏まえ，医療保険や介護保険のサービスの提供体制は定期的に見直され，言語聴覚士の対象および期待される役割に変化をもたらす。

　「地域言語聴覚療法学」は2024年3月に厚生労働省から公布された言語聴覚士学校養成所指定規則の一部を改正する省令において，養成教育の必修内容に加えられた。本書はその地域言語聴覚療法学の理解を深めるためにまとめられた入門書である。執筆は，本シリーズのコンセプトである「初学者にわかりやすい書」を編纂するのにふさわしい「地域言語聴覚療法」に精通した言語聴覚士にお願いした。

　第1章は，地域言語聴覚療法学を理解するうえで前提となる地域リハビリテーション等の基本的な考え方を簡潔にまとめている。第2章は，地域言語聴覚療法におけるサービスを提供する法的制度を網羅している。第3章は成人領域，第4章は主に小児領域における言語聴覚士の職務内容を整理し，ライフステージに従った情報収集，評価・訓練・指導，多職種連携など支援を概略し，その対象例を紹介した。

　必修の教育内容に加わった「地域言語聴覚療法学」ではあるが，地域における言語聴覚療法は，実際には国家資格化以前から続く歴史がある。例えば，乳幼児健康診査やことばの教室，難聴幼児通園施設の取り組みはその代表例である。成人領域では，失語症友の会をはじめとする当事者会の支援は現在でもインフォーマルな支援として継続されている。地域言語聴覚療法は，地域の特性を生かし多職種協働のもと，その人らしい暮らしを支える専門的サービスとして，常に「最良の支援」とは何かを考える姿勢をもち続け，実践を重ねることで発展していくことが期待される。

　本書が，地域における言語聴覚療法を学問的に学ぶ一助となることを期待している。

2024年12月

内山千鶴子・黒川容輔・黒羽真美

もくじ

第1章 地域言語聴覚療法の基本概念

Ⅰ 地域リハビリテーションの概要 ……………………………………………… 1
- 1 地域リハビリテーションの歴史的・社会的背景 …………………………… 1
- 2 地域リハビリテーションに関連する基本概念 ……………………………… 3
    - 1）医学モデル・社会モデル／3
    - 2）国際生活機能分類（ICF）／3
    - 3）ノーマライゼーション／4
    - 4）ソーシャル・インクルージョン（社会的包摂）／5
    - 5）エンパワメント／5　　6）まとめ／6
- 3 地域リハビリテーションの意義 ……………………………………………… 6

Ⅱ 地域言語聴覚療法とは ………………………………………………………… 8
- 1 地域言語聴覚療法の概念 ……………………………………………………… 8
    - 1）地域言語聴覚療法とは／8　　2）地域言語聴覚療法の目的／8
- 2 地域言語聴覚療法の原則 ……………………………………………………… 9
- 3 地域言語聴覚療法における言語聴覚士の役割 …………………………… 10
    - 1）ICFと地域における言語聴覚士の役割／10
    - 2）地域言語聴覚療法のフィールド／11
    - 3）地域包括ケアシステムと地域共生社会／12
    - 4）まとめ／13
- 4 地域言語聴覚療法の対象者の特徴 ………………………………………… 13
    - 1）対象者は本人だけではない／14
    - 2）複合的な課題を抱えている／14
    - 3）介護予防のかかわり／15　　4）孤食と孤立／15
    - 5）難病・障害／16　　6）終末期のかかわり／16
- 5 地域における連携の原則 …………………………………………………… 17
    - 1）地域における多職種連携とは／17
    - 2）地域における多機関連携とは／17
    - 3）地域における多職種多機関連携の方法／18

- **6 リスク管理** ······ 19
    - 1）対象者の心身状態にかかわるリスク管理／19
    - 2）言語聴覚療法の実施にかかわるリスク管理／19
    - 3）情報・コミュニケーションにかかわるリスク管理／20
    - 4）その他のリスク管理／21
- **7 家族支援** ······ 21
    - 1）家族全体のヘルスリテラシー／21
    - 2）ケアラーのニーズ／21　　3）老老介護・認認介護／22
    - 4）ヤングケアラー／22
    - 5）介護負担感／22　　6）虐　待／22
    - 7）意思決定支援／23

第2章　地域言語聴覚療法を支える制度

Ⅰ 地域言語聴覚療法にかかわる法制度 ······ 27

- **1 社会保障制度の概要** ······ 28
    - 1）社会保険／28　　2）社会福祉／29　　3）公的扶助／29
    - 4）保健医療・公衆衛生／29

Ⅱ 福祉制度の概要 ······ 29

- **1 福祉関連制度の概要** ······ 29
    - 1）障害者に関する法律／29　　2）乳幼児・児童に関する法律／32
- **2 福祉関連制度の対象者と手帳制度** ······ 34
- **3 福祉関連制度における言語聴覚士の位置づけ** ······ 35
- **4 福祉機器の申請** ······ 37
- **5 就労に向けた制度** ······ 37
- **6 意思疎通支援事業** ······ 38
- **7 医療的ケア児及びその家族に対する支援に関する法律** ······ 38

Ⅲ 発達・教育関連制度の概要 ······ 39

- **1 発達・教育関連制度の概要** ······ 39
    - 1）教育基本法／39　　2）学校教育法／40
    - 3）発達障害者支援法／41
- **2 発達・教育関連制度の対象者** ······ 42
- **3 発達・教育関連制度における言語聴覚士の役割** ······ 42
    - 1）発達障害者支援法に基づく制度における言語聴覚士の役割／42

2）特別支援教育における言語聴覚士の役割／44

Ⅳ 医療保険制度 ... 45

1　地域完結型医療 ... 45
2　在宅医療 ... 46
3　リハビリテーションにかかる報酬体系と言語聴覚療法 ... 47

Ⅴ 介護保険制度 ... 47

1　介護保険制度のしくみ ... 48
2　介護保険制度の利用の流れ ... 49
3　要介護認定のしくみ ... 49
4　要介護区分 ... 50
5　ケアマネジメントと介護支援専門員 ... 50
6　介護保険サービスの種類と特徴 ... 52
7　介護保険サービスにおける言語聴覚士の位置づけ ... 53
　　1）居宅介護サービスにおける言語聴覚療法の提供／54
　　2）施設サービスにおける言語聴覚療法／57
8　介護保険法の改正と地域支援事業の充実 ... 58
9　認知症施策と認知症基本法の制定 ... 58

Ⅵ インフォーマル支援 ... 60

1　インフォーマル支援とは ... 60
2　具体例 ... 61

第3章　成人期の地域言語聴覚療法の展開

Ⅰ ライフステージに応じた言語聴覚士のかかわり ... 67

1　成人期における地域言語聴覚療法の対象者像 ... 68
2　退院から在宅生活の再建 ... 69
　　1）退院から在宅生活の再建を支える制度／70
　　2）退院から生活再建を支援する上での原則とプロセス／71
　　3）退院からの生活再建の支援の実際／73　　4）事　例／75
3　復職・就労と社会参加 ... 79
　　1）復職・就労を支援する制度／79
　　2）復職・就労を支援する上での原則とプロセス／80
　　3）復職・就労の実際―脳卒中の対象者を中心に／83

　　　　4）事　例／84
　4　生活の安定と継続 ……………………………………………………… 89
　　　1）生活の安定と継続を支える制度／89
　　　2）生活の安定と継続を支える上での原則とプロセス／94
　　　3）生活の安定と継続の支援の実際／96　　4）事　例／98
　5　終末期のかかわり ……………………………………………………… 101
　　　1）終末期を支える制度／101
　　　2）終末期にかかわる上での原則とプロセス／102
　　　3）終末期のかかわりの実際／104　　4）事　例／104

Ⅱ 地域支援体制づくりへの参画 …………………………………… 108

　1　地域支援事業の概要 …………………………………………………… 108
　　　1）介護予防，健康増進を支える制度／108
　　　2）介護予防，健康増進の原則とプロセス／108
　　　3）対象者像／109
　　　4）自立支援型ケアマネジメントの推進／111
　　　5）介護予防，健康増進の実際／113
　2　失語症者向け意思疎通支援者養成および派遣 ……………………… 115
　　　1）失語症者向け意思疎通支援事業を支える制度／115
　　　2）失語症者向け意思疎通支援の原則とプロセス／117
   　　3）言語聴覚士の役割／120
　　　4）失語症者向け意思疎通支援の実際／120

第4章　小児の地域言語聴覚療法の展開

Ⅰ 妊娠から乳児期 ……………………………………………………… 127

　1　妊娠から乳児期の障害児を支える制度 ……………………………… 128
　　　1）母子健康手帳／128　　2）保健指導／129
　　　3）妊婦健診／129　　4）低体重児の届出／129
　　　5）先天性代謝異常等検査（新生児マススクリーニング）／129
　　　6）新生児聴覚（スクリーニング）検査（NHS）／130
　　　7）乳幼児健康診査（乳幼児健診）／131
　　　8）子どもの医療費助成／133
　2　妊娠から乳児期の障害支援の原則とプロセス ……………………… 133
　　　1）妊娠期から子育て期にわたる切れ目のない支援／134
　　　2）地域言語聴覚療法でかかわる職種／134

3　妊娠から乳児期の障害支援の実際―ダウン症児を養育している
　　　　保護者の地域サービス支援状況 …………………………………………… 136

Ⅱ 幼児期 …………………………………………………………………… 138

　1　幼児期の障害児を支える制度 ………………………………………………… 138
　　　1）障害児通所支援―児童発達支援を中心に／138
　　　2）乳幼児健康診査後のフォロー／139
　　　3）医療機関での外来診療／140
　　　4）保育所，認定こども園，幼稚園等への巡回支援と
　　　　保育所等訪問支援／141
　2　幼児期の障害児支援の原則とプロセス ……………………………………… 141
　　　1）児童発達支援の利用の流れと言語聴覚士のかかわり／142
　　　2）乳幼児健診後のフォロー体制の流れ／143
　　　3）5歳児健診とその後のフォロー体制／146
　　　4）医療機関での外来診療の流れ／147
　3　幼児期の障害児支援の実際―1歳6か月児健診後のフォローを経て
　　児童発達支援につながった事例 ……………………………………………… 148

Ⅲ 学童期 …………………………………………………………………… 151

　1　学童期の障害児を支える制度 ………………………………………………… 151
　　　1）就学と学童期／151　　2）特別支援教育／151
　　　3）インクルーシブ教育の推進／152　　4）チーム学校／153
　　　5）放課後等デイサービス／153
　　　6）家庭・教育・福祉の連携強化の推進
　　　　（「トライアングル」プロジェクト）／155
　2　学童期の障害児支援の原則とプロセス ……………………………………… 156
　　　1）多職種連携／156
　　　2）特別支援教育における言語聴覚士のかかわり／156
　　　3）放課後等デイサービスにおける言語聴覚士のかかわり／157
　3　学童期の障害児支援の実際 …………………………………………………… 159

Ⅳ 青年期・成人期 ………………………………………………………… 159

　1　青年期・成人期の障害児・者を支える制度 ………………………………… 160
　2　青年期・成人期の障害児・者を支える原則とプロセス …………………… 161
　　　1）就労までのプロセス／161
　　　2）就労にかかわる機関と役割／163
　　　3）障害者雇用について／164

4）就労支援にかかわる言語聴覚士の役割／165
❸ 青年期・成人期の障害児・者支援の実際……………………………………… 168
　　　1）中・高校生の自己理解への取り組みについて／168
　　　2）地域資源の活用／171

　索　引……………………………………………………………………………………… 176

第1章
地域言語聴覚療法の基本概念

【本章で学ぶべきポイント】
- 地域リハビリテーションの概要を，関係する基本概念を踏まえた上で理解する。
- 地域言語聴覚療法の概要を，対象となる障害児・者の生活，コミュニティという視点から理解する。
- 地域言語聴覚療法で協働する多くの職種とのかかわりや連携の原則を理解する。
- 地域言語聴覚療法の対象の幅広さや支援，リスク管理の基本を学ぶ。

I 地域リハビリテーションの概要

　地域言語聴覚療法について，定義，地域リハビリテーションなどの関連の強い概念との関係，言語聴覚士（ST）の役割，対象者にまつわる様々な特徴や支援について理解する。

1 地域リハビリテーションの歴史的・社会的背景

　地域リハビリテーション病院・施設協会における地域リハビリテーションの定義は次のとおりである。
　「地域リハビリテーションとは，障害のある子供や成人・高齢者とその家族が，住み慣れたところで，一生安全に，その人らしくいきいきとした

第1章　地域言語聴覚療法の基本概念

ノーマライゼーション
障害のある人が障害のない人と同等に生活し，ともにいきいきと活動できる社会を目指す理念。（厚生労働省）

IL運動（自立生活運動）
自己決定と選択を自立とし，障害者が自分の生活を管理できるようにするための運動。それまでの「ADLの自立」から「QOLを充実させること」を自立ととらえる価値観の移行がある[2]。

CBR（地域に根ざしたリハビリテーション）
開始当初は開発途上国でのリハビリテーションへのアクセス改善のための戦略であった。現在までに範囲が拡大し，総合的な地域社会開発戦略となり，地域に根ざしたリハビリテーションプログラムの促進と強化を求めるものとなっている[3]。

バリアフリー法
正式な法律名は「高齢者，障害者等の移動の円滑化の促進に関する法律」である。

障害者差別解消法
正式な法律名は「障害を理由とする差別の解消の推進に関する法律」である。

生活ができるよう，保健・医療・福祉・介護及び地域住民を含め生活にかかわるあらゆる人々や機関・組織がリハビリテーションの立場から協力し合って行なう活動のすべてを言う」[1]。

上記の定義が定められるまでには国内外で様々な取り組みが行われてきた（図1-1）。

1950年代には北欧でノーマライゼーションが提唱され，1960年代にはアメリカで自立生活運動（IL運動）が行われた。1980年代にはWHO（世界保健機関）が途上国で地域に根ざしたリハビリテーション（CBR）を開発し，2007年には国連における「障害者の権利に関する条約」を批准していくという動きがあった。

「障害者の権利に関する条約」は日本では2007年に署名した後，バリアフリー法，障害者基本法などの改正を経て，障害者差別解消法の成立（2013年）により国内環境が整ったとして，2014年に批准をした[4]。

地域リハビリテーションの定義が定められるまでの取り組みの視点をまとめると次のようになる。

①健常者と同等の生活という視点

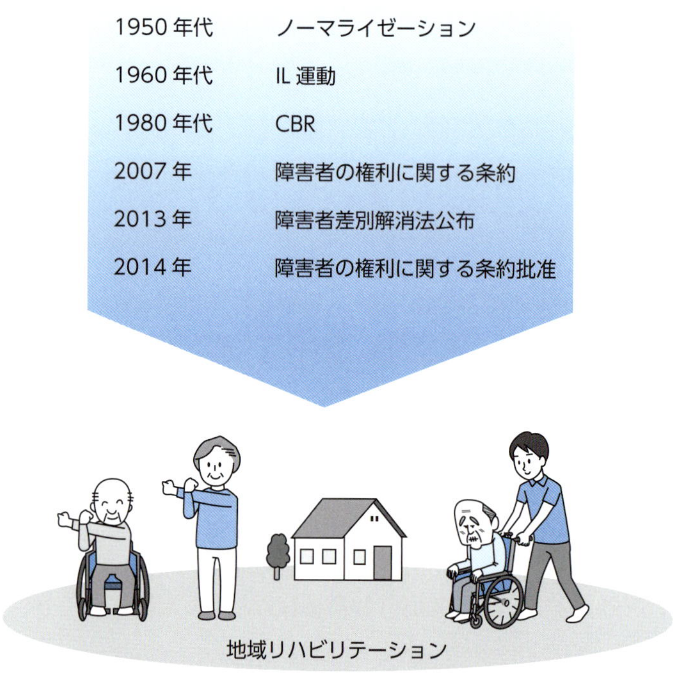

1950年代	ノーマライゼーション
1960年代	IL運動
1980年代	CBR
2007年	障害者の権利に関する条約
2013年	障害者差別解消法公布
2014年	障害者の権利に関する条約批准

図1-1　地域リハビリテーションの定義が定められるまでの取り組み

IL：independent living　　WHO：World Health Organization
CBR：community-based rehabilitation

②主体性をもった暮らしという視点
③コミュニティという視点
④障害者の権利という視点

2 地域リハビリテーションに関連する基本概念

　地域リハビリテーションに関連する基本概念は，言語聴覚療法を学ぶ上で専門基礎分野，専門分野ともに取り上げられている。そこで本章では，それらの基本概念から，医学モデル・社会モデル，国際生活機能分類，ノーマライゼーション，ソーシャル・インクルージョン，エンパワメントについて，地域リハビリテーションにどのように関連するかを中心に説明をする。

1）医学モデル・社会モデル

　障害の主要な概念モデルに医学モデルと社会モデルとがある。地域リハビリテーションにおいては医学モデルの視点も必要であるが，特に社会モデルに基づいた視点が求められる。

　障害のある人が「住み慣れた場所で」「いきいきとした生活」を送ることを目標として，「あらゆる人々や機関・組織」が協力する活動である。住み慣れた場所での生活におけるディスアビリティ（不利益や制約）の解消こそが地域リハビリテーションの目的である。

　生活におけるディスアビリティの解消は，言語聴覚士と障害がある人だけで解消されることが困難であることから，個人の機能障害のみに目を向けるのではなく，生活上の活動，参加，環境に対しても介入していく必要がある。

　障害のある人の生活環境は幅広く，かかわる人が多い。よって，前述の定義のとおり，「あらゆる人々や機関・組織」と連携する必要がある。

　まとめると，地域リハビリテーションの実践は，障害や症状の分析のみで終わらず，生活のしづらさや社会環境に目を向け，よりよい暮らしを成立させるために障害のある人や周囲の人と多くの職種と協働・連携して取り組む。

2）国際生活機能分類（ICF）

　国際生活機能分類は，生活機能と背景因子から構成されるモデル（図1-2）であり，人間の生活機能と障害に関して1,500項目に分類するものである[6]。

医学モデルと社会モデル
後藤[5]は提唱者のオリバーをあげて社会モデルを以下のように説明する。オリバーは障害を「個人的な属性としてのインペアメント（身体的・精神的・知的な欠損）と，社会の中で生み出されるディスアビリティ（不利益や制約）」に分類し，「ディスアビリティの解消に重点を置いた認識」を社会モデルとした。社会モデルと対比して，それまで主流であった考え方である，「障害は個人の心身機能と社会障壁によって生じる」という概念が医学モデルである。

ICF：International Classification of Functioning, Disability and Health

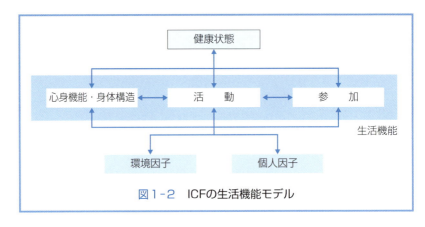

図1-2　ICFの生活機能モデル

　生活機能は,「心身機能・身体構造」「活動」「参加」であり,背景因子は「環境因子」「個人因子」である。

　地域リハビリテーションは生活に密着した概念であり,生活機能に焦点をあてたICFは障害のある人の生活に対してアプローチを行う地域リハビリテーション上で有用である。

　地域リハビリテーションの臨床においては「心身機能・身体構造」だけに目を向けるのではなく,「活動」「参加」を重視し,「環境因子」「個人因子」にも注意を払う必要がある。

　またICFから派生した国際生活機能分類小児青少年版（ICF-CY）は18歳未満までを対象にしており,基本的な使用はICFと違いはない。ただし,発達遅滞の影響を示すため「遅れ」という用語が加えられている。この関係で,評価点レベルを「0＝遅れなし」〜「4＝完全な遅れ」で表すこととしている[7]。

3）ノーマライゼーション

　ノーマライゼーションをリハビリテーションの目標とすると,障害のある人自身の機能改善や能力向上だけを求めても達成することは困難である。障害が多少なりとも残存し,生活上支障をきたす面があるためである。

　よって,ノーマライゼーションを達成するためには,対象となる障害児・者の住む環境や社会も変化する必要がある。

　障害のある人の個人の努力だけで,ノーマライゼーションの原理が訴えるような地域社会や文化の中で,ごく普通の生活環境や生活方法と同じもしくは近い生活をすることは困難なことが多い。

　日常での金銭の支払い場面を例に考えてみる。近年はキャッシュレスでの支払いも増えてきた。コンビニエンスストアなどをイメージして,支払いの際にあまりコミュニケーションを用いない場合が多いと考えるかもしれない。しかし,筆者がかかわった事例では,バスの運賃の金額の計算が

ICF-CY：International Classification of Functioning, Disability-version for Children & Youth

困難で，小銭を出すのに非常に時間のかかった人や，間違った請求を指摘できずに多く支払ってしまった人がいる。

上記のバスの支払いの例では障害による割引に交通系電子マネーカードが対応していなかった。また，問い合わせの窓口や方法を工夫して障害のある人がコミュニケーションしやすくすることも求められる。

ノーマライゼーションを達成していくには，社会生活の中で「できること」や「していること」を整理しながら，「障害のない人と同等」であり，「いきいきと活動できる」対象を一つひとつ見つけていくことになる。また，できる限り障害のある人の周囲の環境の変化を促すような働きかけをしていく。

4）ソーシャル・インクルージョン（社会的包摂）

ノーマライゼーションには障害のある人と障害のない人が同等の生活を目指すという考え方がある。一方で，ソーシャル・インクルージョンは障害を重視せずに多様性のひとつとして社会の中に包み込むという考え方である。

ソーシャル・インクルージョンの考え方に立脚すると，社会的に弱い立場にある人たち（障害のある人を含む）が排除されることなく，社会の一員として支え合う社会を目指すことになる。

5）エンパワメント

エンパワメントは医学モデルの考え方を基にした伝統的ソーシャルワークへの批判や自立生活運動の展開の中で重要な概念として位置づけられてきた[8]。つまり，障害のある人自身の機能や能力を社会に適応させていくという考え方ではなく，社会的に不利な状況に置かれた人の自己実現を目指し，障害や困難な側面ではなく，自分の長所や得意なことに気づき，それに対して支援することである。

2005（平成17）年度厚生労働科学研究障害保健福祉総合研究成果発表会報告書ではエンパワメントの作業仮説として3つの図を示している（図1-3）。この図では，個人因子強化（ストレングス）モデル・環境因子強化（サーカムスタンス）モデル・相互関係強化（コーディネーション）モデルに分けられている。

地域リハビリテーションにおいては，個人の能力を強化するだけでなく，社会への活動や参加を目指すために環境に目を向ける必要がある。環境因子強化モデル，相互関係強化モデルへのアプローチを念頭に置き，障害のある人のみならず，周囲の情報を幅広く入手して活用することが求められる。

エンパワメント
力のない状態にある，また，何らかの理由で力を奪われている，つまりパワーの欠如状態にある個人や集団が，そのパワーの欠如要因を克服し，心理的な力や社会的・政治的な力を主体的に獲得していく過程やその帰結[8]。

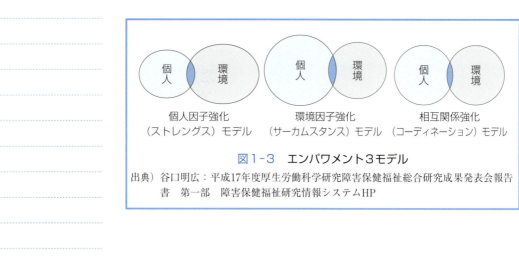

図1-3　エンパワメント3モデル

出典）谷口明広：平成17年度厚生労働科学研究障害保健福祉総合研究成果発表会報告書　第一部　障害保健福祉研究情報システムHP

6）まとめ

　ここまで地域リハビリテーションに関連する基本概念について，どのように地域リハビリテーションと関連するかを説明した。関連する基本概念の内容は障害のある人の「心身機能・身体構造」といった障害にのみ目を向けるのではなく，活動や参加，周囲の環境にも幅広く目を向ける必要があるということであった。

　しかしながら，障害のある人の活動や参加，環境にのみ焦点をあてる場合もまた，地域リハビリテーションは成り立たない。障害によって生じる能力の低下が生活の困難さを生じているからである。

　症状や障害構造を把握することなしにリハビリテーションをしようとすると，その場しのぎの対症療法になってしまう。

　障害のある人の障害と環境に対してどちらかに偏るのではなく，両者に目を配る必要がある。

③ 地域リハビリテーションの意義

　リハビリテーション病院・施設協会の活動指針を表1-1に示す。

　これを概略すると次の5つに分けられる。①日常や非日常時での介護予防，②あらゆるライフステージへの対応，③でき得る限りの社会参加の促し，④啓発，⑤地域住民も含めた総合的な支援体制，である。

　つまり，地域リハビリテーションは，あらゆる人たちのあらゆるライフステージを対象にして，社会参加を促していくことになる。さらに，単に医療従事者との連携だけでなく，社会全般へのアプローチが求められる。加えて，障害のある人だけではなく，介護予防に関する働きかけや障害についての啓発をしていく役割もある。

Ⅰ．地域リハビリテーションの概要

表1-1　リハビリテーション病院・施設協会から出されている活動指針

> 　地域リハビリテーションは，障害のある全ての人々や高齢者にリハビリテーションが適切に提供され，インクルーシブ社会を創生することを目標とする。この目的を達成するため，当面，以下のことが活動の指針となる。
> 1．障害の発生は予防することが大切であり，リハビリテーション関係機関や専門職は，介護予防にかかわる諸活動（地域リハビリテーション活動支援事業等）に積極的にかかわっていくことが求められる。
> 　また，災害等による避難生活で生じる生活機能の低下にもリハビリテーションが活用されるべきである。
> 2．あらゆるライフステージに対応してリハビリテーションサービスが総合的かつ継続的に提供できる支援システムを地域に作っていくことが求められる。
> 　ことに医療においては，廃用症候の予防および生活機能改善のため，疾病や障害が発生した当初よりリハビリテーションサービスが提供されることが重要であり，そのサービスは急性期から回復期，生活期へと遅滞なく効率的に継続される必要がある。
> 3．さらに，機能や活動能力の改善が困難な人々に対しても，できうる限り社会参加を促し，また生あるかぎり人間らしく過ごせるよう支援がなされなければならない。
> 4．加えて，一般の人々や活動に加わる人が障害を負うことや年をとることを家族や自分自身の問題としてとらえるよう啓発されることが必要である。
> 5．今後は，専門的サービスのみでなく，認知症カフェ活動・認知症サポーター・ボランティア活動等への支援や育成も行い，地域住民による支えあい活動も含めた生活圏域ごとの総合的な支援体制ができるよう働きかけていくべきである。

出典）日本リハビリテーション病院・施設協会：地域リハビリテーション　定義・推進課題・活動指針

　例をあげると，介護予防の分野では障害のない人を対象とすることにもなる。また，啓発においては，一般市民を対象とすることも多い。

　さらに，社会参加の促しでは，地域住民も含めた総合的な支援体制と関連することも多い。フォーマル支援だけではなく町内会活動などのインフォーマル支援とも連携することにもなる。社会参加支援の一環として障害者団体の活動を紹介するためには，事前に障害者団体の活動へ言語聴覚士自身が見学や参加をしていることが望ましい。

　よって，言語聴覚士は非常に幅広い視点での様々な活動に取り組み，地域リハビリテーション病院・施設協会の地域リハビリテーションの定義にあるような「障害のある子どもや成人・高齢者とその家族が，住み慣れたところで，一生安全に，その人らしくいきいきとした生活」の実現を目指していく。

Ⅱ 地域言語聴覚療法とは

1 地域言語聴覚療法の概念

地域言語聴覚療法の概念について概説する。

1）地域言語聴覚療法とは

地域言語聴覚療法は，言語聴覚障害のある人とその家族や身近な人が地域社会で自分らしい生活ができるように支援する様々な活動をさす。半田らは地域言語聴覚療法を「言語聴覚障害のある人とその家族が地域社会で自分らしい生活ができるよう，生活機能（心身機能・活動・参加）の維持・向上を目指して，言語聴覚士が専門的知識と技術をもって関連職種や地域住民と連携して行う活動」としている[9]。地域言語聴覚療法では，居宅を訪問して言語聴覚障害がある人の評価・訓練・指導を行うだけではなく，対象者の暮らし方やコミュニティの状況にも目を向け多職種多機関連携を図ることが必要である。

実際に，言語聴覚士は病院や施設などに所属して働くことが多いが，近年は病院や施設内で完結する業務だけではなく，地域包括ケアシステムの構築や地域共生社会の実現に向けた取り組みなど，地域づくりへのかかわりも強く求められている。

2）地域言語聴覚療法の目的

地域言語聴覚療法では対象となる人たちの「じりつ」を支援する。本人や家族など身近な人々の力で課題が解決できるようになることが目標である。しかし無理に本人や家族だけで行うことを目標とするわけではない。その人の状況や希望に合わせて，様々な方法を対象となる人たちと一緒に考えるプロセスが重要である。

「じりつ」支援には，「自立 independent」と「自律 autonomy」がある。「自立」とは，他人の助けなしに自分でできるようになることである。一方，「自律」とは，自分たちの意思で生活をコントロールすることである。例えばどのように時間やお金を使うか，どこに行くかなど自分の意思表明などをさす。言語聴覚士は，「じりつ」支援で，対象者の「自立」だけではなく，「自律」も目指す。そのためには，その人の考えや気持ちを尊重し，その人らしく生きるための様々な方法を探す。

多職種多機関連携
地域で対象者を支援する場合，多職種の関係者が協働し，目標に向けて役割を分担し，互いに協力しながら取り組む必要がある。また，自分たちの組織だけで支援を完結できることはめったにない。異なる理念をもつ他の法人に所属する専門職や地域住民と連携することが求められる。そのため，支援の目標を共有することと，各々が用いる専門用語の定義を明確にすることが重要である。

地域言語聴覚療法の原則

　地域言語聴覚療法はコミュニケーションや食べることに障害がある人やその家族などの身近な人が，地域社会で自分らしい暮らし方ができるように支援する活動である。
　地域言語聴覚療法の実践の原則を以下に示す。

> ・対象者の心身機能や活動，参加など，生活機能を維持・向上させることを目指す。
> ・対象者の主体性と自己決定を尊重し，本人の意思に沿った支援を行う。
> ・対象者や家族，コミュニティの価値観やニーズに応じた個別化されたサービスを提供する。
> ・対象者や関係者にわかりやすい情報を提供し，共有する。
> ・保健・医療・介護・福祉・教育などの専門職，行政，企業，地域住民などと連携し，チームで支援する。
> ・小児から高齢者まであらゆる年齢層の人々に対応する。

　地域で働く言語聴覚士は，対象者の生活の質（QOL）を向上させる支援を行う専門職である。対象者の生活の質の向上のためには心身機能の改善だけでなく，対象者が，自分の生活に満足できるような活動や役割を見つけることが大切である。それは趣味や仕事，家事やボランティアなど，自分が楽しくて意味があると感じられることである。役割の獲得は対象者個人に対するアプローチだけでは実現できないことが多くある。家族や友人，地域などとのかかわりもとても重要となる。そして，対象者の言語・コミュニケーション障害や食べることの障害，さらに参加制約を社会的な課題としてとらえて，制度や政策に反映させることも必要になる場合がある。ミクロレベル，メゾレベル，マクロレベルそれぞれで対象者と課題をとらえる視点をもつ必要がある。
　これらのレベルは相互に影響し合うため，言語聴覚士は，それぞれのレベルでの支援の効果や課題を把握し，連携を行うことが重要である。
　地域言語聴覚療法の基本的視点を以下にまとめる。

> ・地域言語聴覚療法は，コミュニケーションや食べることに障害がある人の自分らしい暮らしを支える活動である。
> ・対象者の意思やニーズに応じて，個別のサービスを提供する。また，多職種多機関と連携して，対象者の社会参加やQOLの向上を目指す。
> ・言語聴覚士は，ミクロ・メゾ・マクロの視点で対象者と課題をとらえ，それぞれのレベルで支援を行う。

コミュニティ
人は様々な人との関係性をもって生きている。家族や友人といった近しい人から，地域や職場の人，趣味や興味の共通する人など，多様な人とのコミュニケーションが日常生活を支えており，その集団をコミュニティとしてとらえる。

ミクロレベル
対象者の言語コミュニケーション機能や摂食嚥下機能，その他の活動の向上を目指して言語聴覚療法プログラムを実施する。対象者や家族の意見や希望を尊重し自己決定を支援する。

メゾレベル
対象者の家族や地域の機関や団体と連携して，対象者の社会参加や生活の質の向上を目指す。地域の機関や団体に，言語聴覚療法に関する知識や技術を提供する。

マクロレベル
対象者が抱える言語聴覚障害や摂食嚥下障害に関する課題や権利に関して啓発活動を行い，制度・政策の改善に貢献する。

QOL：quality of life

3 地域言語聴覚療法における言語聴覚士の役割

　地域言語聴覚療法において言語聴覚士が活動する場所や役割について概説する。

1）ICFと地域における言語聴覚士の役割

　地域言語聴覚療法では，対象者の生活機能や障害の影響をICFで分類して把握する（p.3参照）。ICFでは，心身機能や活動，参加などのレベルや環境因子が相互に関係していることを示している。言語聴覚士は，心身機能・構造の問題だけでなく，活動制限や参加制約，さらに背景因子も十分に考慮に入れながら生活の質を向上させるための幅広い支援を行う。

　以下にICFの各因子において言語聴覚士がどのようなかかわりをもつか概要をまとめる。

（1）心身機能・身体構造

　言語・コミュニケーション障害や摂食嚥下障害の有無や程度を評価し，予後予測を行う。機能回復や機能維持のために，自主トレーニングや本人・家族で行うことができる訓練や改善策を考案し，指導する。

（2）活　動

　言語・コミュニケーション活動や食べることに関する活動に制限があるかどうかを，日常生活の観察や本人・家族・支援者によく聞く。その人の生活スタイルに合わせて，活動の方法や目標を提案し，状況変化に応じて

♪　ミクロ・メゾ・マクロの視点の具体例（例：脳梗塞後遺症　失語症）♪♪

　〔ミクロレベル〕言語聴覚士が対象者の自宅を訪問して直接支援を行った。自宅で暮らすために必要なコミュニケーションスキルを評価して，訓練や自主トレーニングメニューの提案をしたり，家族に対して本人とのコミュニケーション方法について指導した。また離れて暮らす子どもと連絡がとれるようにスマートフォンの使い方を練習した。

　〔メゾレベル〕本人が通う通所介護事業所に連絡した。本人の失語症状を説明し，要点を書いて説明することや指さしで表出できるように選択肢を示すことなど，本人が意思表明しやすい支援方法について協力を求めた。また地域の高齢者サロンにも連絡し，本人が参加しやすい方法について相談した。

　〔マクロレベル〕地域で言語聴覚士同士のネットワークを作り，失語症のある人が使える資源に関する情報収集をしてSNSで公開した。また失語症があると社会参加に制限がかかりやすい現状を一般に知ってもらうために，市役所の担当課と共催で失語症に関する講演会を開催した。

調整する。

（3）参　加
　言語・コミュニケーション障害や摂食嚥下障害によって，社会的関係や社会的役割が失われたり，遠ざかったりすることがある。その人が可能な範囲で，社会的関係や社会的役割を再構築したり，維持したりする方法を一緒に考える。その人の意思を尊重しながら，障害があっても生活の質を高める方法を探す。

（4）環境因子
　①　人的環境　　言語・コミュニケーション障害や摂食嚥下障害に対する周囲の人の理解度を高めるため，支援方法について助言する。

　②　物的環境　　ICT（情報通信技術）や地域資源などの利用可能性を考える。

　③　社会的環境　　障害者福祉制度や介護保険，その他の支援制度が活用できているかについて調べる。

（5）個人因子
　その人が生まれつきもっている性格や能力，過去に経験してきた仕事や役割，現在の自己認識や自己効力感などを知るために，かかわりを積み重ねる。

2）地域言語聴覚療法のフィールド
　地域言語聴覚療法の支援を行う場は病院に限らない。地域言語聴覚療法の視点で活動するフィールドについていくつか例示する。支援の種類にはフォーマルな支援とインフォーマルな支援がある（第2章第Ⅵ節（p.60）参照）。フォーマルな支援とは法律や制度（医療・介護・福祉を含む）に基づく支援のことであり，インフォーマルな支援とはそういった制度に基づかない支援のことである。言語聴覚士は様々なフィールドで多様な関係者と協力しながら，対象者や対象者の暮らす地域そのものにかかわっている。

（1）フォーマルな支援（制度に基づく支援）
　直接的支援とは，対象者の言語・コミュニケーション・聴覚・嚥下機能を評価・訓練することである。以下のような公的サービスで行われる。
- 病院・診療所等における外来リハビリテーション
- 老人保健施設や診療所等で実施される通所リハビリテーション，自立訓練（機能訓練）
- 通所介護
- 訪問リハビリテーション，訪問看護ステーションからの言語聴覚士の訪問

ICT(情報通信技術)
ICTの発展は目覚ましく，数年前の技術がすぐに新しい技術に置き換わることも珍しくない。コミュニケーションの支援に関して，その人に合わせて特別なカスタマイズが必要なケースを除いて，一般的な機器やアプリで対応できると，専門的な支援者が不在でも周囲の人が支援できる可能性が高くなる。例えば，重度失語症がある人でも，昔からの友人とスタンプ機能を使ってSNSでコミュニケーションができるようになったりすることもある。

ICT：information and communication technology

第1章　地域言語聴覚療法の基本概念

地域包括支援センター
市町村が設置主体となり，保健師・社会福祉士・主任介護支援専門員等を配置して，チームアプローチにより，「住民の心身の健康の保持及び生活の安定のために必要な援助を行うことにより，その保健医療の向上及び福祉の増進を包括的に支援することを目的とする」（介護保険法第115条の46第1項）。
主な業務は，介護予防支援および包括的支援事業（①介護予防ケアマネジメント業務，②総合相談支援業務，③権利擁護業務，④包括的・継続的ケアマネジメント支援業務）で，制度横断的な連携ネットワークを構築して実施する（厚生労働省：地域包括支援センターの業務）。

居宅介護支援事業所
「居宅介護支援」とは，居宅の要介護者が居宅サービス等を適切に利用できるよう，心身の状況，置かれている環境，要介護者の希望などを勘案し，居宅サービス計画を作成するとともに，サービス事業者等との連絡調整を行い，介護保険施設等への入所を要する場合は，当該施設等への紹介を行うことなどをさす（介護保険法第8条第24項）。言語聴覚士は居宅介護支援事業所の介護支援専門員（ケアマネジャー）と，対象者のコミュニケーションと食べることの機能についてだけでなく，代替手段を用いた暮らし方や，予後予測などについても話し合うことが求められる。

相談支援事業所
主に，障害福祉サービス等の利用計画を作成したり見直しをしたりする，特定相談支援事業所，障害児相談支援事業所と，精神障害者の入院入所から地域生活への移行に向けた支援などを行う，一般相談支援事業所がある。

障害者総合支援法
正式な法律名は「障害者の日常生活及び社会生活を総合的に支援するための法律」である。

　間接的支援（相談など）とは，言語・コミュニケーション・聴覚・嚥下機能にかかわる支援の相談を受け，助言や情報提供や様々な調整を行うことである。以下のような機関と連携して実施する。

・地域包括支援センター
・居宅介護支援事業所
・相談支援事業所
・介護予防日常生活支援総合事業，および地域リハビリテーション活動支援事業による支援
・保健所等での母子保健事業，難病療養相談，障害者総合支援法の地域生活支援事業による支援，日常生活自立支援事業に基づく支援

（2）インフォーマルな支援（制度に基づくサービス以外の支援）
・疾患・障害の患者会・友の会活動，家族会活動
・認知症カフェ，失語症カフェなど
・支援を行う団体や民間企業など
・地域での保健室活動など
・言語聴覚士の専門性を活かしたボランティア

　地域言語聴覚療法とは，地域で暮らす人の生活の質を高めるために，言語聴覚士が行う支援のことである。これらの支援は例示した場所や団体だけでなく，あらゆる活動の場で必要である。

　脳血管障害の急性期のみを担当とする病院・病棟で言語聴覚士として勤務する場合，地域言語聴覚療法をイメージしにくいかもしれない。しかし，急性期の病院に入院した人も元は地域で暮らしている人である。退院後に自分の暮らしを取り戻していく支援を行うためには，地域言語聴覚療法の考え方が必要である。

　上記のように，どのような場で働く（活動する）としても地域言語聴覚療法の考え方をベースとすることが求められる。

3）地域包括ケアシステムと地域共生社会

　地域包括ケアシステムとは，高齢者や障害者が住み慣れた地域で，人生の最後まで自分らしい暮らし方ができるように，その人のニーズや心身状態に応じて必要な医療や介護，予防，生活支援などのサービスが切れ目なく一体的に提供されるシステムをいう。地域によって様々に事情が異なるため，市町村や都道府県が主体となり地域の特性を活かした取り組みが進んでいる。

　言語聴覚士はこのシステムの中で，自宅への訪問を行ったり地域の関係者に専門的助言を行ったりする。また地域ケア会議などの多職種や地域住民と話し合う場に参加し，コミュニケーションと食べることの専門家の立

場から助言や提案をしたりする。
　地域共生社会は「制度・分野ごとの縦割りや"支え手""受け手"という関係を超えて，地域住民や地域の多様な主体が参画し，人と人，人と資源が世代や分野を超えてつながることで，住民一人ひとりの暮らしと生きがい，地域をともに創っていく社会」といわれている[10]。これは，高齢者や障害のある人だけでなく，子どもや若者，外国人なども含めて，多様な人々が互いに支え合って暮らせる社会を目指す取り組みである。言語聴覚士は，この取り組みの中で，地域のコミュニケーションのバリアフリー化を図る様々な活動を行っている。
　地域での活動は，障害のある人（いわゆる「患者」）への言語聴覚療法の提供といった定型業務だけではなく，地域の様々な関係者と協力し，話し合いながら貢献できることを模索して実施することが重要である。関係者とは，自治体職員や医師・歯科医師・看護師・薬剤師・理学療法士・作業療法士・管理栄養士・歯科衛生士・介護支援専門員・教育関係者・福祉関係者・介護関係者・警察・消防・企業・住民など地域にいる様々な人や組織をさす。言語聴覚士は，これらの関係者と地域課題を話し合いながら街づくりにかかわっていくことが求められている。

4) まとめ

　地域言語聴覚療法とは，地域で暮らす人の生活の質を高めるために，言語聴覚士が行う支援である。
　言語聴覚士は，心身機能・身体構造の問題だけでなく，活動制限や参加制約，さらに背景因子も考慮に入れながら，フォーマルな支援とインフォーマルな支援を行う。
　言語聴覚士は，地域包括ケアシステムや地域共生社会の実現に向けて，地域の様々な関係者と協力し，話し合いながら街づくりにかかわっていくことが求められている。

4　地域言語聴覚療法の対象者の特徴

　地域言語聴覚療法の対象は，言語・コミュニケーション障害や摂食嚥下障害がある本人だけではなく，ケアにかかわる家族や身近な人，支援者も含まれる。
　地域言語聴覚療法において言語聴覚士が対象とする人たちの特徴について述べる。

患者会，家族会
リハビリテーションの対象者は自身の病気や障害に関する経験や感情を共有したいと思っている。また家族は介護や支援に関する悩みを話したり，ほかの人の介護経験を聞きたいと思っている。同じような状況にある他の対象者や家族と交流することが有効な支援方法になることがある。同じような経験をしている人からの理解や励まし，アドバイスや情報交換などは，専門職からの支援では得られないニーズを満たすことができる。言語聴覚士は，患者会や家族会と信頼関係を築き，活動内容や連絡先などの情報を把握し，対象者や家族に紹介できるようにしておきたい。

1）対象者は本人だけではない

言語・コミュニケーション障害があると日常生活に様々な問題が生じる。

自分の思いや意見を伝えることが困難になると，もともと所属していたコミュニティからの疎外感を覚えたり，参加することに消極的になる場合がある。その結果，友人や知人との関係を維持することも難しくなることがある。

そのため，障害のある人だけでなく，家族や周囲のコミュニティの人も地域言語聴覚療法の対象者となる。

（1）家族の役割変化

言語・コミュニケーション障害がある人の家族は，新たにケアをする立場となり，24時間のケア提供を求められたり，社会的な役割を代行しなくてはならなくなることは家族にとって大きな負担になる。また，家族間のコミュニケーションも変化する。

家族が日々のケアに追われ，頼ることのできる社会資源が乏しい状況にあると，家族は家庭内のケアを優先せざるを得なくなり，結果的に家族もコミュニティから孤立することがある。

（2）コミュニティの対応不安

言語・コミュニケーション障害がある人が所属していたコミュニティのメンバーも，その人とどう接すればよいかわからなくなることで，どのような態度をとればよいか，どのような支援や協力をすればよいかなど不安を感じるようになる。これらの不安から，言語・コミュニケーション障害がある人に対して避けるような態度をとったり，無関心になったりすることがある。

（3）言語聴覚士の役割

地域言語聴覚療法では，こうした問題に対して，本人や家族のニーズに応じて様々な支援を提供する。例えば，失語症のある人には，言語機能の回復を目指す訓練だけでなく，代替・補助的コミュニケーション手段の指導や周囲への啓発活動も行う。

また摂食嚥下障害がある人には，嚥下訓練や代償手段の獲得を目指した訓練や評価だけでなく，家族の摂食嚥下障害への理解を深めるための指導や，通所介護など対象者が参加する場での誤嚥窒息のリスクを減らし，安心して食事をとれるようにする。

2）複合的な課題を抱えている

現在では独居の高齢者も増えており，生活習慣病を起因とする脳血管疾患による循環器系の病気や複数の慢性疾患を抱える人が多い。生活リズム

♪ 重層的支援体制整備事業 ♪♪
　市町村では，多様で複雑な問題を抱える地域住民に対して，適切な支援を提供するために重層的支援体制整備事業が始まっている。この体制整備は以下の3つの要素から構成されている。
　①相談支援：属性や状況に関係なく相談に応じる
　②参加支援：社会参加や自立支援の機会を提供
　③地域づくりに向けた支援
　この事業は，介護や障害，子ども・子育て，生活困窮などの分野ごとに分かれていた既存の事業を統合し，多機関協働や参加支援などの機能を強化することで，より効果的な支援を実現することを目指している。

をつくることが難しい人や生活困窮など複合的な課題がある人もいる。再発予防や生活リズムの確立，孤立防止などが支援の主眼になることも珍しくない。子ども・障害・高齢・生活困窮など多様な課題に応える重層的支援体制整備事業も動き始めており，言語聴覚士も複合的な課題がある人への支援チームの一員となることが求められている。

3）介護予防のかかわり

　介護予防とは，高齢者ができるだけ自分で生活できるようにするための活動である。高齢者は，加齢による筋力低下や病気，生活環境の変化などの影響で，心身機能が低下することがある。その結果，食事や入浴，排泄などの日常生活に他人の助けが必要になると要介護状態といわれる。介護予防は，高齢者が要介護状態になるのをできるだけ避けるために，運動や栄養，口腔機能の維持，社会参加などの方法で，高齢者が主体的に心身機能を維持・向上することを促す活動である。また，要介護状態になったとしても，その状態が悪化しないような活動も介護予防に含まれる。例えば，福祉用具や代替手段を用いて，自分でできることを増やしたり，活動の幅を広げたりすることである。介護保険の目的は，高齢者が自立した生活を送ることを支援することであり，介護予防はその重要な一部である。

4）孤食と孤立

　日本では高齢化が進んでおり，一人暮らしの高齢者が増えている。一人で食事をすることが多い高齢者は，食品の種類や栄養バランスが偏りがちであるといわれる。また，近くにスーパーがなかったり，足腰が弱って買い物が困難になったり，荷物を運ぶことができなくなったりして，食品を手に入れること自体が難しくなっている人もいる。さらに，調理することに興味や意欲がなくなっている人もいる。これらの問題は，高齢者の健康

生活困窮
経済的に困窮し最低限度の生活を維持することができなくなるおそれのある者をいう。このような状況に陥る原因のひとつとして，病気や障害による収入減や医療費の増加が考えられる。生活困窮とまではいえない状況であったとしても言語聴覚士は，対象者の経済的な困難さを把握し，支援方法の提案にあたっては，費用や時間といったリソースの制約を考慮する必要がある。対象者とその家族や身近なコミュニティにとって経済的にも実現可能で，かつ効果的な支援を選択することが重要である。

や生活の質に影響を与える。

　高齢者の食生活を改善するためには，地域での様々な支援が必要である。移動スーパーや地域食堂，さらには近所の弁当店などは，高齢者に食品を提供する役割を果たす。また，口腔機能や嚥下機能の低下に対応した介護食や補助栄養食品などが必要な場合もある。さらに，高齢者同士や子どもたちと一緒に食事をする共食の機会は，高齢者の食欲やコミュニケーションを促進する可能性がある。地域言語聴覚療法では，地域の様々な機関や住民と協力しながら食の課題に取り組むことが求められている。

5）難病・障害

　神経難病は，神経系に障害が起こる病気で，筋力の低下を招くことが多く，身体の動きや話す力，食べる力などが徐々に失われていくことがある。言語聴覚士は，神経難病がある対象者のできることを維持するための支援を行う。また，将来病態が変化したときの対応方法を一緒に考える。症状が進行して，経口で十分な栄養が摂取しにくい状態になった場合，食形態や量を調整する方法や，チューブを使って栄養を摂取する方法（経管栄養），経管栄養と経口摂取を併用していく方法などを医師の指示の下にそれぞれの家で行えるように調整する。音声での発話が困難な場合，文字や絵を使ってコミュニケーションする方法や，スマートフォンやパソコンなど音声の代替手段を使う方法などもある。自分の意思を伝える手段は，その人に合った方法を探す。

　言語聴覚士は対象者と信頼関係を築きながら，これらの情報や選択肢を提供する。また，患者会や家族会の存在も伝えられるとよい。これらに参加することで同病の人たちと情報交換や相談をすることができる。障害のある人や家族が地域で孤立しないように，社会的なつながりをつくることも大切な支援である。

6）終末期のかかわり

　対象者となる人たちの中には，人生の最終段階にいる人たちもいる。穏やかに最期を迎えることは大切なことである。そのためには，コミュニケーションや食べることへの支援も必要となる。これらの支援は，対象者の身体的な快適さや口腔状態を保つだけでなく，対象者と家族や周囲の人たちとの関係を維持することにもつながる。例えば，対象者が昔好きだった料理を一口だけでも食べることができたり，対象者と家族や周囲の人たちがわずかな時間でも一緒に食卓を囲んだりすることで，対象者は自分の人生を振り返ったり，今の瞬間を大切にしたりすることができる。言語聴覚士はこのような支援を行う専門職として，対象者の最後の時間をよりよいも

地域食堂
地域住民等の運営により，無料または低額で食事を提供する。ボランティアとしての参加も可能。単に食事だけではなく，安心できる場の提供により，各人の抱える困難な課題を早期に発見し，複雑・深刻化する前に世帯全体への包括的支援に導く役割を担っている。

のにするために活動する。

5 地域における連携の原則

地域言語聴覚療法は多職種連携と多機関連携を基に展開される。

1）地域における多職種連携とは

地域で暮らす人々のニーズは多様であり，それに応えるためには多職種が連携して課題に取り組む必要がある。多職種連携とは医療や介護，福祉の現場で対象者や地域のニーズに応えるために，様々な専門職種（表1-2）が協力してサービスを提供することである。多職種連携の実践には「専門職能力」「共通能力」「協働的能力」の3つのコア・コンピテンシーが基盤となるといわれている[11),12)]。

（1）専門職能力

自分の職種の知識や技術を高め，自分の役割や責任を明確にする能力である。言語聴覚士にとって，言語・コミュニケーション障害と摂食嚥下障害の評価や改善方法，予防に関する知識や技術を身につけ，対象者の健康状態や生活状況を評価し，適切なプランを立てて実施できることが専門職能力である。

（2）共通能力

臨床に対する倫理観やコミュニケーション態度など，どの職種にとっても必要な基本的な能力である。対象者の基本的人権を守り，自己決定を支援する。また，相手の立場や感情に配慮し，聞き方や話し方を工夫する。

（3）協働的能力

他職種を理解し協働する能力である。他職種の専門性や役割を認め，相互に情報や意見を共有し，協力して問題解決を行う。

2）地域における多機関連携とは

地域の多様で複雑なニーズに応えるためには，様々な機関の協力が必要である。しかし，それぞれの機関で支援の目的や方法が異なることがある。

> **コンピテンシー**
> その仕事にかかわる行動特性のことをいう。必要な知識，能力，技術，態度などを総合的に表している。

表1-2 地域で多職種連携にかかわる医療・介護・福祉関係者の例

・医師	・歯科医師	・看護師	・保健師
・薬剤師	・理学療法士	・作業療法士	・言語聴覚士
・管理栄養士	・歯科衛生士	・介護支援専門員	・相談支援専門員
・公認心理士	・社会福祉士	・精神保健福祉士	・介護福祉士
・福祉用具専門相談員	・訪問介護員などの介護福祉関係者など		

表1-3 地域で連携する機関の目的と方法

連携機関	例	目的	方法
相談支援をする機関	社会福祉協議会，地域包括支援センター，相談支援事業所，居宅介護支援事業所など	地域や対象者のニーズや課題を把握し，適切な支援やサービスを紹介するなど	相談，ケースマネジメント，ネットワークづくりなど
直接的支援をする機関	訪問診療，訪問看護ステーション，通所リハビリテーション，通所介護，訪問介護など	利用者の心身の健康を維持・改善することなど	直接的支援（治療・看護・リハビリテーション・介護など）
医療や福祉などの入所施設	病院や特別養護老人ホームなど	病気や障害の治療やケアをすること	入院・入所による直接的支援（治療・看護・リハビリテーション・介護など）
市区町村の役所や保健所など	—	住民サービス	施策の実施

互いの機関の役割を理解し，連携することが地域言語聴覚療法を行う上で重要である。表1-3に地域で連携する機関とその目的，支援の方法について示した。

3）地域における多職種多機関連携の方法

　地域で障害者や高齢者の支援をするには，多職種連携と多機関連携が必要である。しかし，専門職や関係機関はそれぞれに支援方法や目的が異なる。対象者のニーズに応えるには，支援の目的を共有することと，共通言語を使って対話することが必要である。

　支援の共通の目的は対象者の意思に基づく生活の質の向上である。生活の質とは，対象者が自分の生活に満足しているか，自分らしい暮らし方ができているかどうかである。その実現のためには，対象者の健康状態だけでなく，生活環境や社会参加なども考える必要がある。

　共通言語とは，対象者の全体像を把握するために，関係者が使う用語のことをいう。多職種多機関の連携ではICF（p.3参照）を用いるとよい。ICFを使うことで，同じ観点から対象者の全体像を把握しやすくなる。

　地域における連携の原則を以下にまとめる。

> ・地域で障害者や高齢者の支援をするには，多職種連携と多機関連携が必要である。
> ・専門職や関係機関が対象者の意思に基づく生活の質の向上を目指して協力することが必要である。
> ・ICFを共通言語として対話することで，対象者の全体像を把握しやすい。

6 リスク管理

　言語聴覚士は，地域言語聴覚療法を行う際に，医療的なリスクだけでなく，情報の伝達や保護，信頼関係の構築や維持などにも注意を払わなければならない。

1）対象者の心身状態にかかわるリスク管理

　言語聴覚士は，言語・コミュニケーション障害や摂食嚥下障害などの評価や介入を行うが，その際には対象者の心身状態にかかわるリスクを考慮する必要がある。心身状態にかかわるリスクとは，言語聴覚士が行う評価や介入が，対象者の健康や安全に悪影響を及ぼす可能性のことである。このようなリスクを回避するためには，対象者の疾患の状態変化に気づくことができるフィジカルアセスメントが重要である。

　フィジカルアセスメントとは，対象者の身体的な特徴や状況を観察したり測定したりすることで，対象者の健康状態や問題点を把握することである。このフィジカルアセスメントを行うことで，対象者に直接的支援が可能なのかどうかを判断し，支援方法や内容を決めることができる。

　フィジカルアセスメントでは，以下のような項目を確認する。

　・血圧　・脈拍　・呼吸数　・血中酸素飽和度　・顔色　・浮腫　　など

　これらは，対象者の疾患に合わせて適切に選択する必要がある。また測定結果だけで判断するのではなく，対象者本人から聞いたり多職種から情報交換したりすることも大切である。アセスメントの結果，リハビリテーションを中止したほうがよい場合もある。主治医にあらかじめ確認するとともに日本リハビリテーション医学会による「リハビリテーションの中止基準」[13]などを参考に判断し，重篤な事態を回避することが必要である。

2）言語聴覚療法の実施にかかわるリスク管理

　言語・コミュニケーション障害や認知機能障害がある人は，訓練や助言・指導に関して，以下のような問題に直面することがある。

　・指示を聞いても理解できない
　・指示を理解しても実行できない
　・指示を実行しても正しくできない
　・指示を実行したことを伝えられない

　これらの問題を解決するためには，対象者やその家族に，その人の障害特性に応じてわかりやすくかかわり方を示す必要がある。対象者やその家

族が，誤った方法で自主トレーニングなどを行わないように，リハビリテーションの目標や方法を明確にし，内容と量を適切に調整する必要がある．

　また服薬や疾患の治療など，生命にかかわることについては，本人が服薬やリスク管理を自身でできるかどうか，家族の支援が必要か，看護師などの支援者が必要かどうか，よく判断する必要がある．その判断には，本人の意思や能力だけでなく，家族や支援者の意見や状況も考慮する必要がある．地域における支援は自立を目指すことが基本だが，自立度を上げていくためには，関係者間で話し合って支援方法を決めることが欠かせない．

　特に摂食嚥下障害がある対象者にかかわる際には，誤嚥窒息のリスクを適切に管理することが重要である．摂食嚥下訓練や指導を実施する際には医師または歯科医師の指示の下で行う．対象者の状態やニーズに応じた食事形態や介助方法を選択する必要がある．

　対象者・家族を含む関係者間で生活の質や<u>自己決定権</u>を尊重しながら，安全性と快適性のバランスをとることが求められる．食べたいという気持ちを無視して過度に制限することも，食べたいという気持ちに従って無理に食べさせることも，誤嚥窒息のリスク管理としては不適切である．

3）情報・コミュニケーションにかかわるリスク管理

　言語聴覚士は，対象者やその家族，関係者とのコミュニケーションにおいて，情報の取り扱い関して以下のことに注意する必要がある．

　①　**必要な情報を過不足なく適切に伝える**　対象者の状態や支援方針，リハビリテーションの目的や方法などをわかりやすく説明する．また，対象者の質問や不安にも丁寧に答える．

　②　**個人情報を守る**　対象者の個人情報を適切に管理し，必要な場合以外には第三者に開示しない．対象者のプライバシーを尊重する．

　③　**同意を得る**　地域の分野においても担当者としてリハビリテーションを実施するには対象者の同意が必要である．計画書を作成し，内容を対象者や家族に説明し，同意を得て<u>署名</u>を得る．また，計画書は定期的に見直し，変更があれば再度同意を得ることも忘れてはならない．

　地域言語聴覚療法では，対象者との信頼関係が重要である．信頼関係が崩れた状態はクレームにつながる．信頼関係を築くためには，以下のことに注意する必要がある．

　①　**対象者や家族の考え方やコミュニティの価値観を尊重する**　言語聴覚士は，対象者や家族のニーズや希望，コミュニティの文化や習慣などをよく聞き，それらを尊重しながら支援する．

　②　**自分の専門性や限界を認識する**　自分の知識や技術，経験などを客観的に評価し謙虚に学ぶ姿勢をもつ．自分一人では解決できない問題や

自己決定権
日本国憲法第13条では幸福追求権が述べられている．この権利は，自分の人生に関する重要な選択を自分の意思で自由に行える「自己決定権」を含んでいる．病気や障害がある人も，その人の判断能力を否定せず，その人の意思を最大限に尊重する必要がある．言語聴覚士は，認知コミュニケーションの専門家として，その人の意思形成と意思表明の支援にかかわり，自己決定権の保障に寄与することができる．

署　名
やむを得ない場合に限り，計画書の内容等を説明の上，説明内容，リハビリテーション継続の同意を得た旨を診療録に記載すれば，患者・家族等の署名がなくても差し支えない．初回は患者・家族等の署名が必要．

困難があれば必ず自機関に報告，相談し，他の専門職や関係機関と協力して問題に取り組む．支援チームとしてかかわることが重要である．

4）その他のリスク管理

訪問など居宅で実施するサービスでは，密室の状況が多く，セクシュアルハラスメントやカスタマーハラスメントをはじめとした問題が起きやすい．できる限り家族や第三者の同席を求めるようにするなどの手段もあるが，完全な問題の解消は困難である．事業者は，利用者からのハラスメントを防止するために，契約書にハラスメントに関する条項を明記したり，複数のスタッフで訪問したり，担当者を変更したり，サービスを中止したりするなどの対策を講じる必要がある．またその他モラルに抵触するような状況が生じた際にも一人で悩まずに組織内で相談し，必要に応じて法的な措置をとる．

7　家族支援

ICFでは，人の健康状態や心身機能，活動や参加のレベルに影響を与える背景因子として，環境因子と個人因子をあげている．環境因子の中でも，家族は人的環境の大きな要素である．

1）家族全体のヘルスリテラシー

在宅で生活する障害者は，自分だけで健康を保つことが難しい場合が多い．人的環境としての家族が対象者とどうかかわるかを支援する必要がある．

障害のある人の健康問題は，その人だけの問題ではなく家族全体が健康について考える必要がある．家族内で健康に関する情報を共有し，話し合うことが大切である．話し合いを促すために，言語聴覚士が提供する情報は重要な役割を果たす．言語聴覚士は対象者だけでなく，家族全体に対して健康に関する情報を提供することが不可欠である．また，家族全員が健康について話し合うことを支援することも必要である．

2）ケアラーのニーズ

当事者という言葉の意味は何であろうか．病気や障害がある人は病気と障害の当事者であるが，その人の家族も当事者だと考えることができる．なぜなら，家族は日常的にその人のケアをする立場となることがあり，家族もケアラーとしてのニーズをもっているからである．ケアラーとは，介

ヘルスリテラシー
健康に関する様々な情報を入手し，それを理解して，活用する能力のこと．健康に対して高い関心をもち，自分や家族の状況に合った情報を自ら入手して，納得して使いこなすことができる人は，ヘルスリテラシーが高いと評価される．

ケアラー
日本ケアラー連盟の定義では「こころやからだに不調のある人の『介護』『看病』『療育』『世話』『気づかい』など，ケアの必要な家族や近親者，友人，知人などを無償でケアする人のこと」[14]．

護する人のことをいう。ケアラーも支援を受けるべき当事者である。家族に関する問題は，単に対象者とその介護者である家族という見方だけでは解決できない。家族全体の関係や行動，変化に注目する必要がある。

3）老老介護・認認介護

　超高齢社会では，老老介護や認認介護という言葉がある。老老介護とは，65歳以上の高齢者が65歳以上の高齢者を介護している状態のことで，認認介護とは，認知症の高齢者が認知症の高齢者を介護している状態のことである。対象者だけでなくこのような介護者にも，実際的な支援が必要である。

4）ヤングケアラー

　ヤングケアラーとは，障害がある親やきょうだいなどのケアを担う子どものことをさす。日本ケアラー連盟は，ヤングケアラーを「家族にケアを要する人がいる場合に，大人が担うようなケア責任を引き受け，家事や家族の世話，介護，感情面のサポートなどを行っている18歳未満の子ども」と定義している[14]。ヤングケアラーは，学業や友人関係などに影響が出てしまうことがある。

5）介護負担感

　介護者は，家族の介護が負担であると感じることがあり，これを介護負担感という。介護負担感は「親族を介護した結果，介護者が情緒的および身体的健康，社会生活および経済状態に関して感じる苦悩の程度」と定義づけられる[15]。介護負担感やストレスは，高齢者虐待につながる可能性がある。

6）虐　待

　ケアを受ける人への虐待は人権や尊厳を脅かす深刻な社会問題である。児童・障害者・高齢者への虐待を防止するための法律も存在する。虐待には，身体的虐待，心理的虐待，ネグレクト，経済的虐待，性的虐待などがある。児童虐待は保護者による虐待であり，障害，高齢では介護者である家族など施設職員からの虐待がある。ケアを受ける人は自分から虐待があるということを表明しにくいため，外部からは見えにくく見過ごされやすい。国家資格者である言語聴覚士には，虐待の兆候を発見した際の適切な機関への通報の義務がある。通報は市区町村の担当課や地域包括支援センター，児童相談所などに行う。

　虐待は早期発見・早期対応が重要であり，虐待防止や解決に向けて行政

虐待を防止するための法律
児童虐待防止法（2000年成立）。正式な法律名は「児童虐待の防止等に関する法律」である。障害者虐待防止法（2011年成立）。正式な法律名は「障害者虐待の防止，障害者の養護者に対する支援等に関する法律」である。高齢者虐待防止法（2005年成立）。正式な法律名は「高齢者虐待防止，高齢者の養護者に対する支援等に関する法律」である。

や専門家を含めた丁寧な対応が求められる。

7）意思決定支援

　意思決定支援とは，本人の意思や利益を尊重しながら，適切な選択をするための援助をすることである。意思決定支援には，レスキューとエンパワメントの2種類がある。

　レスキューとは，本人の生命や財産などが危機にさらされている場合に，本人の代わりに意思決定をすることをいう。緊急性が高い場合，本人の意

♪　地域共生社会の具体的取り組み―団地で展開する保健室活動への参画事例　♪♪

　地域共生社会とは子どもや若者，外国人，高齢者や障害者なども含め，多様な人々が互いに支え合って暮らせる社会である。筆者がかかわった具体的な取り組み事例をみてみよう。

　団地の空き店舗を活用した地域食堂に併設する暮らしの保健室で，保健師，看護師，歯科医師，薬剤師，管理栄養士，理学療法士などと一緒に言語聴覚士がボランティアとして参加している。この取り組みは，高齢化が進む団地で暮らす人々の健康やコミュニケーションを支えることを目的としている。

　団地の高齢化率は60％を超えており，その中には難聴や口腔機能の低下，孤立などを感じている人も少なくない。コミュニケーションと食べることの困難感を抱えている人が多いともいえる。言語聴覚士は，これらの課題を抱えた人たちに対して助言などを行う専門職である。

　一方で，団地で暮らす高齢者は病院で接する「患者」ではない。地域食堂に来る人たちと気軽に話し，その人のいつもの暮らし方や困り事を聞きながら，その人が自分らしく生活できるように，対応策を一緒に考えていく。

　例えば，難聴で会話がしにくい人には，補聴器の扱い方を教えたり，周囲の人に対して聞き取りやすい話しかけ方を伝えたり，地域食堂の中にホワイトボードを置くなど情報補償につながる環境設定を行う。また口腔機能低下で食べにくさや飲み込みにくさを抱えている人には，歯科医師と一緒に口腔運動につながる歯磨きの仕方を助言したり，嚥下体操などの運動法を紹介したりする。

　その際には，心身機能に着目するだけでなく，その人が普段どのようなコミュニティに属してどのような活動をしているのかにも着目する。趣味や仕事，家族や友人などとどのような活動をしているかについてである。これらは，その人のアイデンティティやライフスタイルを形成する要素である。これらを尊重し，その人らしさを引き出すことが大切である。

　地域食堂において言語聴覚士は専門性を使って颯爽と活躍できるわけではない。しかし身近にちょっとしたことを相談できる専門職として，「そこに居る」ということが大事だと考えている。

思に関係なく行われる．

　エンパワメントとは，本人が自分の力で意思決定できるように支援することである（p.5参照）．具体的には，本人に情報を提供したり，選択肢を提示したり，自信をつけられるように支援を行う．本人の表出がどうしても難しい場合は，本人をよく知る周囲の人の意見や解釈を参考にする．

　地域言語聴覚療法では，意思決定支援の方法を認知機能障害の程度に応じて適切に選ぶ必要がある．また，リハビリテーション実施計画書や支援計画を作成する際には，対象者本人のニーズと家族のニーズや利益のバランスはとれているか，倫理的な問題がないかを検討しなければならない．

〔引用文献〕

1）日本リハビリテーション病院・施設協会HP：地域リハビリテーション　定義・推進課題・活動指針
2）小澤　温：自立生活運動の問いかけたもの：専門職への懐疑．小澤　温編：よくわかる障害者福祉　第7版，ミネルヴァ書房，pp.102-103，2020
3）日本障害者リハビリテーション協会：CBRガイドライン日本語訳
4）八巻知香子：障害者権利条約：条約の趣旨と条約批准．小澤　温編：よくわかる障害者福祉　第7版，ミネルヴァ書房，pp.26-27，2020
5）後藤吉彦：テーマ別研究動向（障害の社会学）．社会学評論，61（1）79-89，2010
6）大村美保：国際生活機能分類．小澤　温編：よくわかる障害者福祉　第7版，ミネルヴァ書房，pp.30-31，2020
7）仲村英一：「生活機能」低下者の保健福祉施策における国際生活機能分類（ICF）の活用に関する研究
8）榎本悠孝：エンパワメント：パワレスな状態からエンパワーへ．小澤　温編：よくわかる障害者福祉 第7版，ミネルヴァ書房，pp.10-11，2020
9）半田理恵子，藤田郁代編：地域言語聴覚療法．標準言語聴覚障害学　地域言語聴覚療法学，医学書院，pp.14-19，2019
10）厚生労働省「我が事・丸ごと」地域共生社会実現本部：「地域共生社会」の実現に向けて（当面の改革工程），2017
11）Barr, H.：Competent to collaborate: Towards a competency-based model for interprofessional education. J Interprof Care, 12（2）：181-187, 1998
12）多職種連携コンピテンシー開発チーム：医療保健福祉分野の多職種連携コンピテンシー―日本版　第1版，2016
13）前田眞治：リハビリテーション医療における安全管理・推進のためのガイドライン．Jpn J Rehabil Med, 44（7）：384-390，2007
14）日本ケアラー連盟HP：ヤングケアラーとは
15）熊本圭吾，荒井由美子，上田照子ほか：日本語版Zarit介護負担感尺度短縮版（J-ZBI_8）の交差妥当性の検討．日老医誌，41（2）：204-210，2004

〔参考文献〕
・健康・長寿ネット：老老介護・認認介護とは（更新日：2022年3月22日）

【第1章　まとめ】
- 地域リハビリテーションの定義をまとめてみよう。
- 地域リハビリテーションに欠かせない視点を書き出してみよう。
- 地域言語聴覚療法の定義をまとめてみよう。
- 地域言語聴覚療法の対象と，かかわり方を図にまとめてみよう。

第2章
地域言語聴覚療法を支える制度

【本章で学ぶべきポイント】
- 社会保障制度の全体像を踏まえた上で，地域における言語聴覚療法の提供にかかわる医療，介護，障害福祉サービス等の概要を理解する。
- 保健，福祉，教育にかかわる法律および制度を理解し，妊娠から乳幼児，学童期，青年期，成人期とライフステージを通じた支援体制と地域言語聴覚療法との関連について理解する。
- 地域完結型医療における医療機関の連携や在宅医療の役割について理解する。
- 介護保険サービス利用の概要と，各サービスにおける言語聴覚療法の提供体制を理解するとともに，インフォーマル支援の視点を理解する。

I 地域言語聴覚療法にかかわる法制度

　地域言語聴覚療法は，対象者の主体性を尊重し，住み慣れた地域でその人らしい生活を送れるよう支援する。言語聴覚士は評価や訓練などの直接的な支援と併せて，環境調整などの間接的な支援を行う。地域では多職種多機関がかかわる場合があり，複数の制度を並行して利用することが少なくない。さらに，誰が，どのように支援の調整・マネジメントを行っているかを把握することで，情報のやり取りや連携を円滑に行うことができる。言語聴覚療法は，主に医療，福祉，介護の制度を基盤に提供されるが，保健や年金，雇用などを含めた社会保障制度の全体を理解することは，地域で暮らす対象者の生活を支援する上で必要な知識となる。なお，これら法制度は定期的に改正・改定されるため，更新内容を把握する必要があることに留意されたい。

1 社会保障制度の概要

セーフティネット
網の目のように対応策を講じることで，安全や安心を保障すること。

強制加入
すべての国民に加入が求められる。

社会保障制度とは，子どもから高齢者まで，すべての国民の生活を生涯にわたって支える制度（セーフティネット）であり，「社会保険」「社会福祉」「公的扶助」「保健医療・公衆衛生」からなる[1]（図2-1）。

1）社会保険

社会保険は，国民が病気やけが，出産，死亡，老齢，障害，失業など生活の困難をもたらすいろいろな事故（保険事故）に遭遇した場合に一定の給付を行い，その生活の安定を図るものである。強制加入の保険制度であり，年金制度，医療保険，介護保険がこれに含まれる。

医療保険は医療法に定められるとおり，医療を受ける者の利益や保護および良質かつ適切な医療を効率的に提供する体制を確保し，国民の健康の

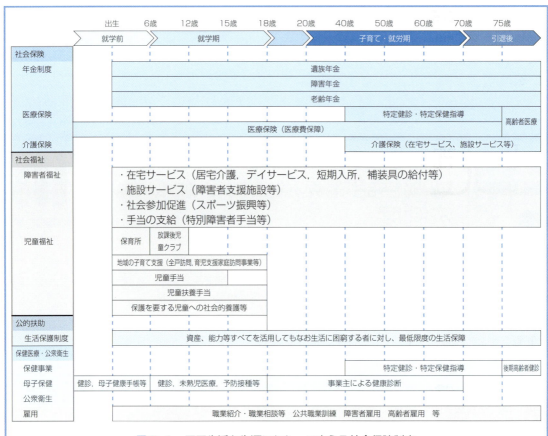

図2-1　国民生活を生涯にわたって支える社会保障制度
出典）厚生労働省：国民生活を生涯にわたって支える社会保障制度より改変

保持に寄与するものである。
　介護保険は加齢に伴って生ずる心身の変化に起因する疾病などにより介護が必要となった者などに必要な保健医療サービスおよび福祉サービスの給付を行い，国民の保健医療の向上および福祉の増進を図るものである。

2）社会福祉
　社会福祉は，障害者，母子・父子家庭など社会生活をする上で様々なハンディキャップを負っている国民が，そのハンディキャップを克服して，安心して社会生活を営めるよう，公的な支援を行う。障害者福祉や児童福祉がこれに含まれる。

3）公的扶助
　公的扶助は，生活に困窮する国民に対して，最低限の生活を保障し，自立を助ける制度であり，日本には生活保護制度がある。

4）保健医療・公衆衛生
　保健医療・公衆衛生とは，国民が健康に生活できるよう様々な事項についての予防，衛生のための制度であり，医療サービス，保健事業，母子保健，公衆衛生を含む。

Ⅱ　福祉制度の概要

1　福祉関連制度の概要

　言語聴覚療法対象者が利用できる福祉制度（表2-1）に関して概説する（法律に関しては，厚生労働省のホームページ[2]を参考にした）。

1）障害者に関する法律
　多様な障害者に関する法令があり，適切な福祉サービスが提供され，障

表2-1　障害者を対象とした法律

・障害者総合支援法	・知的障害者福祉法	・障害者差別解消法
・障害者基本法	・精神保健福祉法	・母子保健法
・障害者雇用促進法	・発達障害者支援法	・児童福祉法
・身体障害者福祉法	・障害者虐待防止法	・学校教育法

（正式法律名は，第1章および次頁以降参照）

> **障害福祉サービス**
> 障害者への福祉サービスである自立支援給付は，給付金のサービスで介護，自立，社会生活を支援する訓練等，相談支援，地域生活支援事業に適応される。

> **障害者基本法の基本理念**
> 全国民が平等に尊重され，共生社会の実現を目指すことである。

害があるなしにかかわらず日本国民として基本的人権の擁護が守られるように設定されている。

（1）障害者総合支援法

「障害者の日常生活及び社会生活を総合的に支援するための法律（障害者総合支援法）」が2012年（平成24年）に制定，翌年施行された。本法律は，「障害者自立支援法」を「障害者総合支援法」と改正するとともに，障害者の定義に難病等を追加した。また，2014（平成26）年から重度訪問介護の対象者の拡大，ケアホームのグループホームへの一元化などが図られた。

障害者自立支援法は福祉サービスの提供主体が市町村で，障害の種類にかかわらず，共通の福祉サービスの提供と一般就労への移行を目的とし2006（平成18）年に施行された。しかし，サービスの利用費負担に関し関係各方面から異論が出たことから，それらを是正した形で新たに障害者総合支援法が2012年に制定された。

障害者総合支援法は，障害者が基本的人権を享有する個人としての尊厳にふさわしい日常生活または社会生活を営むことができるよう，必要な障害福祉サービスにかかる給付，地域生活支援やその他の支援を総合的に行う。障害の有無にかかわらず国民が相互に人格と個性を尊重し安心して暮らすことのできる地域社会の実現に寄与することを目的にしている。

対象になる障害の範囲は，身体障害者，知的障害者，精神障害者（発達障害者を含む），政令で定める難病等により障害がある者で18歳以上である。

（2）障害者基本法

1993（平成5）年に制定された障害者基本法第1条にこの法律は，全ての国民が障害の有無にかかわらず同じ基本的人権を持つという考えに基づき，国民が互いの人格と個性を尊重しながら共生できる社会にするため，国や地方自治体の責務を明らかにするとともに，障害者の自立や社会参加を支援する施策を定め，それを総合的，計画的に推進することを目指すと明記されている。つまり，全国民が障害者の自立および社会参加を支援するための施策で，国と地方公共団体等の責務を明らかにし，その施策を計画的に推進することである。障害者総合支援法は障害者基本法の基本理念を現実化できるように，障害者が利用できる各福祉サービスの拡大を実現するためのものである。

（3）障害者の雇用の促進等に関する法律（障害者雇用促進法）

1960（昭和35）年に制定されたこの法律は，障害者の雇用を促進するためのものである。この法律の障害者とは身体障害，知的障害，精神障害（発達障害を含む）その他の心身の機能の障害があるため，長期にわたり，職業生活に相当の制限を受け，または職業生活を営むことが著しく困難な者をいう。この法律は数回の改正を繰り返し，2023（令和5）年の改正では，

障害者の職業能力の開発が事業主の責任のもとにあることが明確化された。さらに，多様なニーズを踏まえた障害者の働き方の推進，企業による職場環境の整備のための助成金などの内容が盛り込まれた。2024（令和6）年には，障害者の法定雇用率の引き上げや労働賃金の支給額拡大と対象事業主の範囲拡大などが追加された。

（4）身体障害者福祉法

この法律は，身体障害者の自立と社会経済活動への参加を促進するため，身体障害者を援助し，および必要に応じて保護し，もって身体障害者の福祉の増進を図ることを目的とし，1949（昭和24）年に制定された。この法律での身体障害とは視覚障害，聴覚または平衡機能障害，音声機能，言語機能または咀嚼機能の障害，肢体不自由，心臓，腎臓または呼吸器の機能の障害をさす。この法律も改正を繰り返し，障害の重度化や，「完全参加と平等」の趣旨を盛り込んだ理念規定の整備，福祉サービスの充実が図られた。

（5）知的障害者福祉法

知的障害者の自立，社会活動への参加促進と，援助や保護を行いつつ福祉を図ることを目的とする法律である。

> **知的障害**
> この法律で知的障害に関する定義はない。

（6）精神保健及び精神障害者福祉に関する法律（精神保健福祉法）

精神障害者の医療と保護を行い，社会復帰の促進と自立，社会活動への参加の援助を行い，障害の発生予防と精神保健の向上を図ることを目的とし，1995（平成7）年に制定された法律である。対象である「精神障害者」とは，統合失調症，精神作用物質による急性中毒またはその依存症，知的障害その他の精神疾患を有する人である。

（7）発達障害者支援法

第2章第Ⅲ節（p.41）に説明した。

（8）障害者虐待防止法

2011（平成23）年制定の障害者虐待防止法（正式法律名は，p.22参照）の目的は，虐待を防止することによって障害者の権利および利益を擁護することである。基本的理念は障害者基本法と同様に，お互いの人格を尊重し共生社会を目指すことである。虐待の主体は，①養護者，②障害者福祉施設従事者等，③使用者と規定しており，虐待の類型として，①身体的虐待（叩く，殴る，蹴る，つねる，正当な理由がない身体拘束等），②放棄・放置（食事や排泄，入浴，洗濯等身辺の世話や介助をしない等），③心理的虐待（脅し，侮辱，無視，嫌がらせ等で精神的に苦痛を与える等），④性的虐待（性交，性器への接触，裸にする，わいせつな映像を見せる等），⑤経済的虐待（本人の同意なしに年金・賃金・財産や預貯金を処分する等）の5つに分類している。また，障害者福祉施設等では職員に対して虐待防

止に関する研修を行う義務があり，職員や職員以外でも障害者虐待を受けたと思われる障害者を発見した人は「速やかに，これを市町村（または都道府県）に通報しなければならない」という義務を定めている。このような法律が制定されてもなお，障害者への虐待の報道が後を絶たないことは残念である。

（9）障害者差別解消法

全国民が，障害の有無によって分け隔てられることなく，相互に人格と個性を尊重し合いながら共生する社会の実現に向け，障害を理由とする差別の解消を推進することを目的として，2013年（平成25）に制定され，翌年施行された（正式法律名は，p.2参照）。

この法律では，<u>不当な差別的取扱いの禁止</u>と，<u>合理的配慮の提供</u>が定められている。2024（令和6）年に障害者差別解消法に基づく基本方針の改正があり，「合理的配慮の提供」が，行政機関等は義務，事業者は努力義務とされていたが，同年4月1日から行政機関だけではなく事業者も義務化された。行政機関等・事業者と障害のある人の双方の「建設的対話」と「相互理解」が重要であることが明記された。この改正により，障害を理由とする差別の解消を推進する方針が示された。

2）乳幼児・児童に関する法律

（1）母子保健法

母性ならびに乳児および幼児の健康の保持および増進を図るため，母子保健に関する原理を明らかにするとともに，母性ならびに乳児および幼児に対する保健指導，健康診査，医療その他の措置を講じ，国民保健の向上にすることを目的とし，1965（昭和40）年に公布された。母子保健法の内容は，母子保健に関する知識の普及，妊産婦と乳幼児を対象とした保健指導・健康診査，妊娠の届出，母子健康手帳の配布，妊産婦および新生児や未熟児への訪問指導，低出生体重児の届出，養育医療，母子健康包括支援センターの設置などである。特に，<u>乳幼児の健康診査</u>は早期の障害発見に寄与している。図2-2に1歳6か月児健診と3歳児健診の内容と2021（令和3）年度の受診児数を示した。

（2）児童福祉法

18歳未満の児童が良好な環境において生まれ，かつ，心身ともに健やかに育成されるよう，保育，母子保護，児童虐待防止対策を含むすべての児童の福祉を支援する法律である。子どもの権利を守るための義務を保護者だけでなく国民全体，国と地方自治体にも課している。1947（昭和22）年の制定以降，社会環境の変化に合わせて改正されてきた。2012（平成24）年の改正で障害児支援の強化と障害児施設・事業が入所・通所の利用形態

不当な差別的取扱いの禁止
これは，国・地方公共団体，民間事業主全てに法的義務がある。

合理的配慮の提供
これは，国・地方公共団体のみに義務として定められ，民間事業者は努力義務であったが，2024年から，民間事業者も義務化された。

乳幼児の健康診査
1歳6か月，3歳児の法定健診のほかに1か月，3～6か月，9～11か月，5歳児の任意の健診も地方交付税措置となっている。

Ⅱ. 福祉制度の概要

※平成17年度に一般財源化（地方交付税措置）

> 市町村は，1歳6か月児及び3歳児に対して，健康診査を行う義務があるが，その他の乳幼児に対しても，必要に応じ，健康診査を実施し，また，健康診査を受けるよう勧奨しなければならない．

根　拠（母子保健法）
第12条　市町村は，次に掲げる者に対し，厚生労働省令の定めるところにより，健康診査を行わなければならない．
　1　満1歳6か月を超え満2歳に達しない幼児
　2　満3歳を超え満4歳に達しない幼児
第13条　前条の健康診査のほか，市町村は，必要に応じ，妊産婦又は乳児若しくは幼児に対して，健康診査を行い，又は健康診査を受けることを勧奨しなければならない．

1歳6か月児健診

健診内容
①身体発育状況
②栄養状態
③脊柱及び胸郭の疾病及び異常の有無
④皮膚の疾病の有無
⑤歯及び口腔の疾病及び異常の有無
⑥四肢運動障害の有無
⑦精神発達の状況
⑧言語障害の有無
⑨予防接種の実施状況
⑩育児上問題となる事項
⑪その他の疾病及び異常の有無

受診人数（受診率）838,719人（95.2%）

3歳児健診

健診内容
①身体発育状況
②栄養状態
③脊柱及び胸郭の疾病及び異常の有無
④皮膚の疾病の有無
⑤眼の疾病及び異常の有無
⑥耳，鼻及び咽頭の疾病及び異常の有無
⑦歯及び口腔の疾病及び異常の有無
⑧四肢運動障害の有無
⑨精神発達の状況
⑩言語障害の有無
⑪予防接種の実施状況
⑫育児上問題となる事項
⑬その他の疾病及び異常の有無

受診人数（受診率）899,006人（94.6%）

健診内容は，厚生労働省令（母子保健法施行規則）で示す検査項目．
受診人数・受診率：厚生労働省「地域保健・健康増進事業報告」（令和3年度）による．

図2-2　乳幼児健康診査（1歳6か月健診・3歳児健診）について

出典）厚生労働省：母子保健関連施策．第1回子どもの医療制度の在り方等に関する検討会　資料5．2015より一部改変

の一元化が図られ利用者の便宜が向上した．2016（平成28）年の改正では児童の権利に関する条約（子どもの権利条約）の精神に基づいた，児童の福祉を保障するための原理の明確化，市区町村と国の役割の明確化，虐待の禁止・防止・対策などが盛り込まれた．2024（令和6）年の改正では児童虐待防止・対応の充実が重点的に変更されることになった．同時に，児童発達支援センターの役割・機能の明確化，<u>放課後等デイサービスの対象児童の見直し</u>がなされた．また，福祉型と医療型の2種類あった児童発達支援センターを一元化し，障害種別にかかわらず，身近な地域で必要な発達支援を受けられるようにする．放課後等デイサービスは義務教育期間の15歳までの対象を17歳までの専修学校・各種学校へ通学している障害児と拡大した．

（3）学校教育法

1947（昭和22）年に施行された学校教育の根幹をなす法律である．制定

放課後等デイサービスの対象児童の見直し
この内容は発達支援事業所との区別化を図り，児童発達支援センターが，地域における障害児支援の中核的役割を担うことを明確化にした．

> **療育手帳**
> 東京都では「愛の手帳」というように，自治体によって名称が異なる場合がある。

当時の学校とは，小学校，中学校，高等学校，大学，盲学校，聾学校，養護学校および幼稚園で，各学校の目的，目的を実現するための目標，教科書や教員などの具体的な運営などが定められた。学校教育法は多数の改正を繰り返しているが，2007（平成19）年には，前年の教育基本法改正を受けて，小学校と中学校などが義務教育を行う学校との位置づけが明示され，盲学校・聾学校・養護学校は特別支援学校に一本化された。2018（平成30）年教育の情報化に対応し，また，障害などにより教科書を使用して学習することが困難な児童生徒の学習上の支援のため，必要に応じて「デジタル教科書」を通常の紙の教科書に代えて使用可能とした。

2021（令和3）年には，「新しい時代の特別支援教育の在り方に関する有識者会議」で特別支援教育の新しい方向性が報告された。インクルーシブ教育システムの構築に向けた特別支援教育の取り組みが拡大され，障害のある子どもの学びの場の整備・連携を強化するため，就学前からの早期の支援の充実，特別支援教育の教育環境の整備，義務教育以降の教育と就労の充実が提案された。2023（令和5）年には高等学校等の病気療養中等の生徒に対するオンデマンド型の授業に関する改正があった。

2 福祉関連制度の対象者と手帳制度

福祉関連制度によるサービスの提供を受けるためには障害者手帳を取得していることが条件で，何らかの障害によって自立が困難な人や日常生活に支援を必要とする人に対し，自治体から交付される。障害種により，身体障害者手帳，療育手帳，精神障害者保健福祉手帳がある。表2-2に手帳交付の根拠となる法令，交付主体，障害分類，2021（令和3）年度の所持者数を示した。

身体障害者手帳は身体障害者福祉法の規定に基づき，一定の期間以上永続する身体上の障害がある人に交付する。市町村は，身体障害者更生相談所や社会福祉審議会等に申請書類および診断書・意見書を添えて審査を依頼し交付が決定される。療育手帳は療育手帳制度に基づき，児童相談所などにおいて知的障害であると判定された，原則18歳未満の人に交付される。精神障害者保健福祉手帳は精神保健福祉法に基づき，一定期間以上精神疾患の状態にあって，日常生活に制限が必要な人に対して交付される。

それぞれの手帳には障害の重症度による等級があり，サービスの内容が異なる。申請は各地方自治体で行う。手帳によっては医師の診断書が必要である。

身体障害の等級は障害の重症度レベルにより細かく規定されているの

表2-2　障害者手帳制度

	身体障害者手帳	療育手帳	精神障害者保健福祉手帳
根　拠	身体障害者福祉法 （昭和24年法律第283号）	療育手帳制度について （昭和48年厚生事務次官通知） ※通知に基づき、各自治体において要綱を定めて運用	精神保健及び精神障害者福祉に関する法律 （昭和25年法律第123号）
交付主体	・都道府県知事 ・指定都市の市長 ・中核市の市長	・都道府県知事 ・指定都市の市長 ・児童相談所を設置する中核市の市長	・都道府県知事 ・指定都市の市長
障害分類	・視聴障害 ・聴覚・平衡機能障害 ・音声・言語・咀嚼障害 ・肢体不自由（上肢不自由，下肢不自由，体幹機能障害，脳原性運動機能障害） ・心臓機能障害 ・腎臓機能障害 ・呼吸器機能障害 ・膀胱・直腸機能障害 ・小腸機能障害 ・HIV免疫機能障害 ・肝臓機能障害	知的障害	・統合失調症 ・気分（感情）障害 ・非定型精神病 ・てんかん ・中毒精神病 ・器質性精神障害（高次脳機能障害を含む） ・発達障害 ・その他の精神疾患
所持者数	4,910,098人 （令和3年度福祉行政報告例）	1,213,063人 （令和3年度福祉行政報告例）	1,263,460人 （令和3年度衛生行政報告例）

出典）厚生労働省：障害者手帳

で，その規定に従う。療育手帳の等級は申請後，その自治体が設置する児童相談所等の評価で決まる。精神障害者保健福祉手帳も等級の基準があり，その基準を診断書に記載された症状と照合して判断される。

　身体障害者手帳は，手帳に有効期限の記載がない場合は更新の必要はない。しかし，手帳に有効期限がある場合，自治体の通知で再認定を受ける必要がある。療育手帳は年齢に応じて手帳交付から一定期間後に再判定が行われる。手帳には次期判定年月日が記載されているので，期限内に再判定を受ける。この期限は自治体により異なるが，通常は2～4年である。精神障害者福祉手帳の有効期限は2年間で，更新が必要である。

　このような手帳制度はより快適で有意義な生活が送れるように利用されることが望まれる。

3　福祉関連制度における言語聴覚士の位置づけ

　障害者総合支援法は社会生活を営むために必要な障害福祉サービスにかかる給付を保障し，地域生活支援やその他の支援を総合的に行うことを目

HIV：human immunodeficiency virus

> **巡回相談**
> 担任，特別支援教育コーディネーター，保護者など児童生徒の支援を実施する者の相談を受け，助言することが巡回相談である。支援の実施と評価についても学校に協力する。

> **外部専門家**
> 特別支援教育の内容を充実させるために，理学療法士，作業療法士，言語聴覚士などの外部の専門家や関係機関との密接な連携を図った指導内容・方法の改善を図るよう求められている。

的とする（図2-3）。この福祉サービス給付金は介護，自立，社会生活を支援する訓練等，相談支援，地域生活支援事業に適応される。障害者にはコミュニケーションに問題がある場合もある。言語聴覚士が市町村の行政機関で相談支援や地域生活支援に従事することも少しずつ増えている。特に就労に関しては，コミュニケーションの障害が問題となる場合もあり，少数ではあるが言語聴覚士が就労支援事業所や就労継続支援事業所などで就労に関する支援を行っている。今後は，就労のために対象者の言語やコミュニケーション力の把握・指導にさらに拡大されることが望まれる。

小児の領域では，地域の保健所や委託機関で健康診査の支援をしたり，児童発達支援事業所や放課後デイサービスなどで言語聴覚療法を担当する言語聴覚士が増えつつある。学校における言語聴覚士の役割は巡回相談，外部専門家，教員指導，就学支援員として間接的に児童および生徒の指導

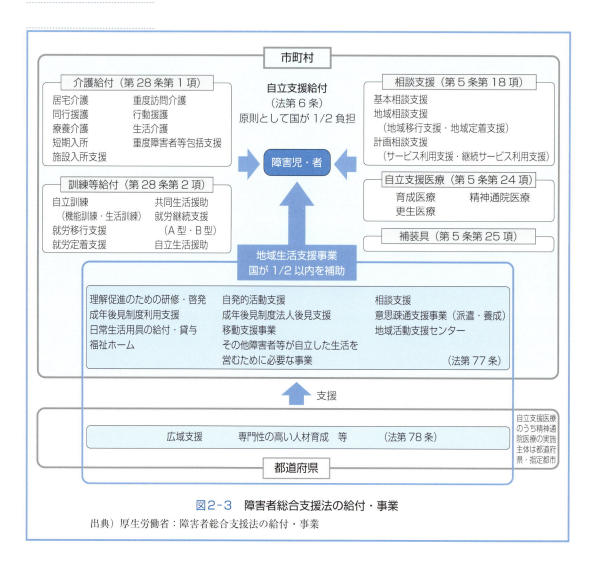

図2-3　障害者総合支援法の給付・事業

出典）厚生労働省：障害者総合支援法の給付・事業

を行うことである。あるいは，学校以外の機関で児童および生徒を担当している言語聴覚士が，連携として担当児への合理的配慮を保護者の依頼あるいは許可のもと，学校へ依頼することもできる。

④ 福祉機器の申請

　補装具費支給制度は，障害者が日常生活の維持や就労場面における能率向上，また障害児が独立自活するための素地を育成・助長することを目的として，身体の欠損または損なわれた身体機能を補完・代替する用具購入の費用を負担する制度である。対象者などの家計の負担能力に応じた負担額が支給される。補装具は身体障害者・児では車いす，義肢，装具，座位保持装置等，視覚障害者では安全つえ，義眼，眼鏡等，聴覚障害者では補聴器，人工内耳（人工内耳用音声信号処理装置の修理のみ）など，重度障害者では意思伝達装置が支援の対象である。

　利用者は市町村の障害福祉担当課に申請し，市町村は身体障害者更生相談所等の意見を基に補装具費の支給を行うことが適切であるか審査し，決定する。

　日常生活用具給付等事業は市町村等が行う地域生活支援事業のうち必須事業に位置づけられている。介護・訓練支援用具，自立生活支援用具など6つの種別があり，情報・意思疎通支援用具には，携帯用会話補助装置や聴覚障害者用情報通信装置，人工喉頭，福祉電話，ファックスなどが含まれる。市町村長に申請し，市町村による決定後，給付等を受けられる。

⑤ 就労に向けた制度

　障害者就労支援には5つの支援がある。
　①　就労移行支援　　就労を希望する障害者で一般企業に雇用可能が見込まれる人に対し，一定期間就労に必要な知識および能力の向上のために必要な訓練を行う。
　②　就労継続支援A型　　一般企業への雇用が困難だが，雇用契約に基づく就労が可能な人に対し雇用契約の締結等による就労の機会の提供および生産活動の機会を提供する。
　③　就労継続支援B型　　一般企業への雇用と雇用契約に基づく就労も困難である人に対し，就労の機会の提供と生産活動の機会の提供をする。
　④　就労定着支援　　就労移行支援で一般企業に新たに雇用された障害

地域生活支援事業
市町村等が地域の特性や利用者の状況に応じて柔軟に実施する事業。

必須事業
すべての自治体で実施する事業。

者に対し，雇用に伴う就労上，生活上に生じる問題に相談，指導および助言等の必要な支援を行う。

⑤　就労選択支援　　障害者本人が就労先・働き方についてよりよい選択ができるよう，就労アセスメントの手法を活用し，本人の希望，就労能力や適性等に合った選択を支援する。なお，障害者総合支援法等の一部を改正する法律によって創設され，2025（令和7）年10月1日に施行する。

就労に関する関連機関はハローワーク，心身障害者福祉センター，市町村の障害者就業支援課，障害者職業センターなどである。このような機関で働く言語聴覚士は少ないのが現状である。コミュニケーションに問題がある対象者は多く，この人たちの支援に役立つよう言語聴覚士の拡大が待たれる。

6 意思疎通支援事業

意思疎通支援事業とは，聴覚，言語機能，音声機能，視覚，盲ろう，失語，知的，発達，高次脳機能，重度の身体などの障害や難病のため，意思疎通に支障がある障害者等とその他の人の意思疎通を支援するため，手話通訳者，要約筆記者などの派遣や養成などを行うもので，地域生活支援事業に基づいて実施される。このうち，失語症者向け意思疎通支援事業には支援者の養成事業と派遣事業があり，養成事業は都道府県（指定都市，中核市を含む）が行う。一方，派遣事業は市町村の必須事業であるが，地域の実情を勘案し，都道府県が市町村に代わって実施することも可能である。

7 医療的ケア児及びその家族に対する支援に関する法律

医療技術の進歩に伴い医療的ケア児が増加するとともにその実態が多様化し，医療的ケア児およびその家族が個々の医療的ケア児の心身の状況などに応じた適切な支援を受けられるようにすることが重要な課題となる中で，2021（令和3）年に公布・施行された。

この法律では，医療的ケア児およびその家族に対する支援（図2-4）に関し，基本理念を定め，国，地方公共団体等の責務を明らかにするとともに，保育および教育の拡充にかかわる施策その他必要な施策ならびに医療的ケア児支援センターの指定等について定めている。さらに，医療的ケア児の健やかな成長を図るとともに，その家族の離職の防止に資し，もって安心して子どもを生み，育てることができる社会の実現に寄与すること

医療的ケア児支援センター
都道府県知事が社会福祉法人等を指定または自ら行うもので，医療的ケア児およびその家族の相談に応じて情報の提供もしくは助言その他の支援や，医療，保健，福祉，教育，労働等に関する業務を行う関係機関等への情報の提供および研修等を行う。2024年2月時点で全都道府県に設置された。

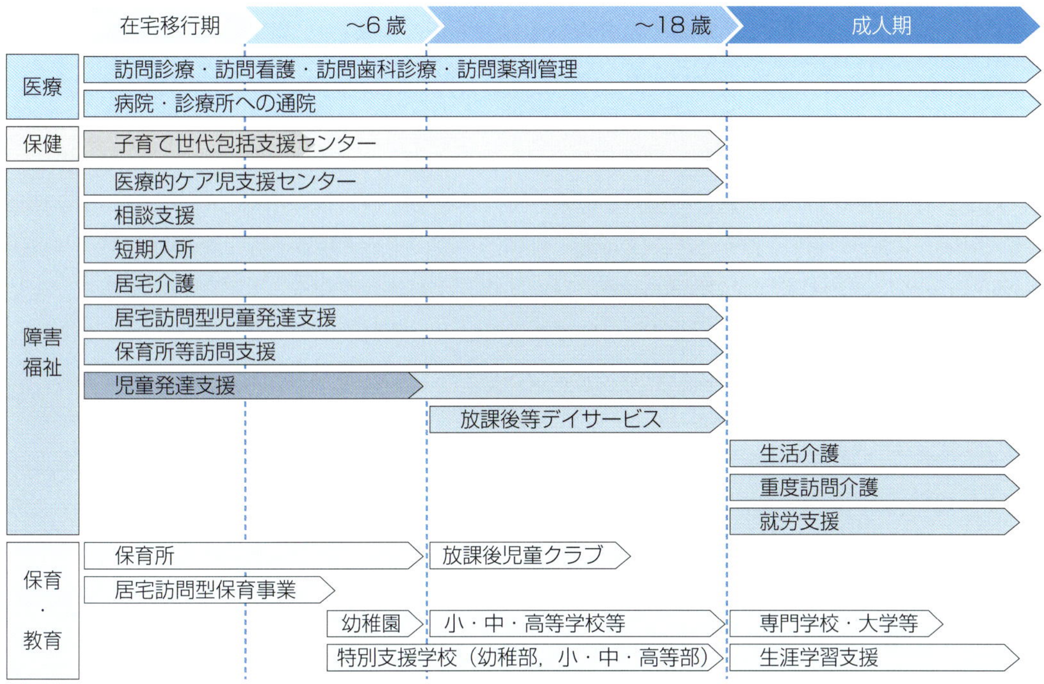

図2-4　医療的ケア児等のライフステージごとの主な支援等

在宅における医療的ケア児および医療的ケアを必要とする障害者に対する支援等について，医療，保健，福祉，教育，労働等の各分野で取り組まれている。

を目的としている。

　法律の中に「医療的ケア児支援センター」を明記するなど，医療的ケア児を社会全体で支え，医療的ケア児等がその居住する地域にかかわらず，等しく適切な支援が受けられるようにしていく方向性が示されている。

Ⅲ　発達・教育関連制度の概要

1　発達・教育関連制度の概要

ここでは発達と教育に関連する社会福祉制度に関する法令を概略する。

1）教育基本法

戦後の教育制度は1947（昭和22）年に「教育基本法」と「学校教育法」

> **教育基本法第1条**
> 教育は，人格の完成を目指し，平和で民主的な国家及び社会の形成者として必要な資質を備えた心身ともに健康な国民の育成を期して行わなければならない。

> **学習障害（LD）**
> 学習障害という名称は主に，教育領域で使われることが多く，医療臨床領域では学習障害の中心的障害である発達性読み書き障害，あるいはDSM-5-TRの限局性学習症（学習障害）という。

> **注意欠陥多動症（ADHD）**
> DSM-5-TRで，注意欠如・多動症／注意欠如・多動性障害から改められた。

が公布されたことから始まる。教育基本法第1条に教育が定義されている。ここから，教育の目的は「人格の完成」「平和で民主的な国家及び社会の形成者の育成」「心身ともに健康な国民の育成」と読み取れる。また，第2条にはその目的を達成するための5つの目標が記されている。①幅広い知識と教養を身につけ，豊かな情操と道徳心と健やかな身体を養うこと，②個人の価値を尊重して，自主および自律の精神と勤労を重んずる態度を養うこと，③正義，責任，平等，自他の敬愛，公共の精神に基づき，主体的に社会の形成と発展に寄与する態度を養うこと，④生命を尊び，環境の保全に寄与する態度を養うこと，⑤自他国ともに伝統と文化を尊重し，国際社会の平和と発展に寄与する態度を養うことが5つの目標である。この目標は，心身ともに健康で平等と敬愛の精神をもち，自立した勤労生活を送り，社会平和に貢献するような人間像を期待していると考えられる。教育の機会均等も保障され，全国民が能力に応じた教育が受けられるよう地方公共団体は教育上必要な支援を講じなければならない。

義務教育の義務化や無償化，大学，私立学校，幼児期の教育，家庭教育などに関する規定まで示されている。

2）学校教育法

学校教育法（p.33参照）の第1条に，学校の定義と内容が示され，第2条以降に設置者の規定，校長や教員，身体検査，授業料等の規定，および各種学校の詳細な規定が示されている。例えば，小学校では教育の目的，目標，修業年，教科書，保護者の義務，教職員の設置とその役割，設置主である市町村の義務と責任などである。

第8章（第72条～第82条）に特別支援教育の詳細が定められており，まず，特別支援教育の対象は視覚障害者，聴覚障害者，知的障害者，肢体不自由者または病弱者（身体虚弱者を含む）であり，これらの対象に対して，幼稚園，小学校，中学校または高等学校に準ずる教育を施すとともに，障害による学習上または生活上の困難を克服し自立を図るために必要な知識技能を授けることを目的としている。また，特別支援教育の目標を達成するために知的障害者，肢体不自由者，身体虚弱者，弱視者，難聴者に対して，特別支援学級の設置を許可している。また，2007（平成19）年の教育基本法と学校教育法の改正により，通常の学級に在籍している児童および生徒に対しても，通級による指導などにより一人ひとりの教育的ニーズに応じた指導が行われるようになった。通級による指導は，小・中学校の通常の学級に在籍している障害のある児童および生徒が，ほとんどの授業を通常の学級で受けながら，障害の状態などに応じた特別の指導を受ける場である。対象は言語障害，自閉症，情緒障害，学習障害（LD），注意欠陥

LD：learning disorder　　ADHD：attention deficit/hyperactivity disorder
DSM-5-TR：diagnostic and statistical manual of mental disorders, fifth edition, text revision

多動症（ADHD）などである。

2007年の教育基本法と学校教育法の改正により，内容との整合性を図るために他の障害に関連する法律や教育関係の内容も改正された（表2-3）。

3）発達障害者支援法

発達障害者支援法は2004（平成16）年に制定され，2005（平成17）年に施行された児童を含む発達障害のある人への適切な支援を推進するための法律である。この法律で発達障害は「自閉症，アスペルガー症候群その他の広汎性発達障害，学習障害，注意欠陥多動性障害，その他これに類する脳機能の障害であって，その症状が通常低年齢において発現するものとし

自閉症，アスペルガー症候群その他の広汎性発達障害
この名称は現在医療臨床領域ではほとんど使われない。医療的な臨床においては2013年に発表されたDSM-5の診断基準により広汎性発達障害の名称が自閉症スペクトラム障害に改められ，DSM-5-TRでは自閉スペクトラム症と日本語の名称が改められた。

表2-3　特別支援教育制度と関連法令に関する改正経過

改正年	改正内容
平成19（2007）年	特別支援教育の本格的実施（平成18年3月学校教育法等改正）。「特殊教育」から「特別支援教育」へ。盲・聾・養護学校から特別支援学校，特別支援学校のセンター的機能，小中学校における特別支援教育など
平成19（2007）年	学校教育法改正，「障害者の権利に関する条約（障害者権利条約）」の署名
平成23（2011）年	改正障害者基本法施行。十分な教育が受けられるようにするため可能な限りともに教育を受けられるよう配慮しつつ教育の内容および方法の改善・充実，本人・保護者の意向を可能な限り尊重，交流および共同学習の積極的推進など
平成24（2012）年	「共生社会の形成に向けたインクルーシブ教育システムの構築のための特別支援教育の推進」（中央教育審議会初等中等教育分科会報告）。就学相談・就学先決定の在り方，合理的配慮，基礎的環境整備，多様な学びの場の整備，交流および共同学習の推進，教職員の専門性向上など
平成25（2014）年	就学制度改正（平成25年8月学校教育法施行令改正）。認定就学制度を廃止，総合的判断（本人・保護者の意向を可能な限り尊重）による就学制度など
平成26（2014）年	障害者権利条約批准。インクルーシブ教育システムの理念，合理的配慮の提供など
平成28（2016）年	障害者差別解消法施行（平成25年6月制定）。差別の禁止，合理的配慮の提供など
平成28（2016）年	改正児童福祉法施行（公布日施行）。医療的ケア児の支援に関する保健，医療，福祉，教育等関係機関の連携の一層の推進
平成28（2016）年	改正発達障害者支援法施行（平成28年6月改正）。可能な限り発達障害児が発達障害児でない児童とともに教育を受けられるよう配慮しつつ，適切な教育的支援の実施，個別の教育支援計画および個別の指導計画の作成の推進など
平成29（2017）年	新学習指導要領公示。通級による指導の教員定数の基礎定数化（平成29年3月公立義務教育諸学校の学級編制及び教職員定数の標準に関する法律（義務標準法）改正）
平成30（2018）年	個別の教育支援計画の作成における関係機関との情報共有の制度化（学校教育法施行規則改正。公布日施行）
令和3（2021）年	改正高齢者，障害者等の移動等の円滑化の促進に関する法律施行（令和2年5月改正）。バリアフリー基準適合義務の対象拡大（公立小中学校を追加）など
令和3（2021）年	医療的ケア児及びその家族に対する支援に関する法律（令和3年6月18日法律第81号）施行

出典）髙橋純一，松﨑博文：障害児教育におけるインクルーシブ教育への変遷と課題．福島大学人間発達文化学類論集，19：13-26，2014より一部改変

て政令で定めるもの」と定義している。以上の障害がある人への支援を明確にした法制度がなく，それまでは適切な支援が受けられなかったが，この法律によって改善された。発達障害者支援法は早期発見とそれに伴う早期支援の体制を地方自治体に推進させることを目的とする。同法では，発達障害者支援センターを，早期に療育や支援を開始し，その後の社会生活が円滑に進むように，他機関と連携し発達障害に関する相談，早期発見，早期支援の中心となる機関として位置づけている。さらに，学校教育における個々の発達障害に配慮した適切な支援や，就労支援についても言及されている。

2 発達・教育関連制度の対象者

　発達・教育関連制度の対象者は制度により異なる。発達障害者支援法の対象は自閉スペクトラム症，限局性学習症，注意欠如多動症などである。教育基本法で定められた教育の対象は全国民である。学校教育法の対象は，各種学校に就学している，あるいは就学しようとしている人である。特別支援教育における特別支援学校の対象者は視覚障害者，聴覚障害者，知的障害者，肢体不自由者または病弱者（身体虚弱者を含む）である。特別支援学級はそれに加えて，弱視者，難聴者，言語障害者，自閉症者・情緒障害者である。通級による指導の対象者は特別支援学校と特別支援学級と同様である。

　通常学級にも特別支援教育の対象となる児童および生徒は在籍している。2022（令和4）年の文部科学省[3]が行った担任への調査では，通常学級に在籍する児童および生徒の8.8％程度に自閉症スペクトラム障害，学習障害，注意欠如多動性障害の可能性があるとの結果であった。通常学級に在籍し，障害がある可能性のある児童および生徒に関しては，個別的な配慮とユニバーサルデザインを取り入れた授業展開を実施するなどの対応が求められている。特に，合理的配慮の観点に基づいた対応がなされることが重要である。

3 発達・教育関連制度における言語聴覚士の役割

1）発達障害者支援法に基づく制度における言語聴覚士の役割

　発達障害者支援法の目的は対象児・者の早期発見と早期療育であるため，対象となる幼児・児童は障害に応じて利用できる制度による支援を受ける

Ⅲ．発達・教育関連制度の概要

ことができる。その1つは児童福祉法による<u>児童発達支援</u>である（図2-5）。表2-4に示したように児童発達支援，放課後等デイサービス，保育所等訪問支援，障害児相談支援が利用できる。発達障害者支援法の対象児・者以外（例えば，知的障害や脳性麻痺など）は，障害者総合支援法の対象でそのサービスも利用できる。

児童発達支援センターと事業所での言語聴覚士は機能訓練担当職員として位置づけられており，機能訓練を実施する場合は機能訓練担当職員の配置が義務づけられている。

2012（平成24）年の児童福祉法の改正で児童発達支援事業所が増え，言語聴覚士が職員あるいは短時間労働者として勤務する機会が増えた。児童発達支援で言語聴覚士が果たす役割は，言語・コミュニケーションの発達に問題がある幼児を適切に評価し，指導・支援することである。また，保護者に対しては適切な養育ができるよう，また，対象児とのコミュニケーションのとり方を助言する。スタッフに対しては対象児との適切なコミュニケーションのとり方を説明することである。また，医療的ケアが必要な幼児や児童に対しては，摂食嚥下の対応を実際に実践し，養育者やスタッフに説明・助言する役割を担っている。しかしながら，2022（令和4）年の言語聴覚士協会障害福祉部の調査[4]によると児童発達支援事業所で働く言語聴覚士の業務で30％近くが事務，相談，送迎などを兼任していた。言語聴覚士の専門性を活かして，言語・コミュニケーションや摂食嚥下の評価と発達支援に専念できる環境が求められる。

児童発達支援
「障害種別にかかわらず，身近な地域で必要な発達支援が受けられるようにする」というこの間の障害児通所支援の理念をさらに進めるため，「福祉型」と「医療型」に区分されていた児童発達支援が2024（令和6）年施行の児童福祉法の改正により一元化された（図2-5）。

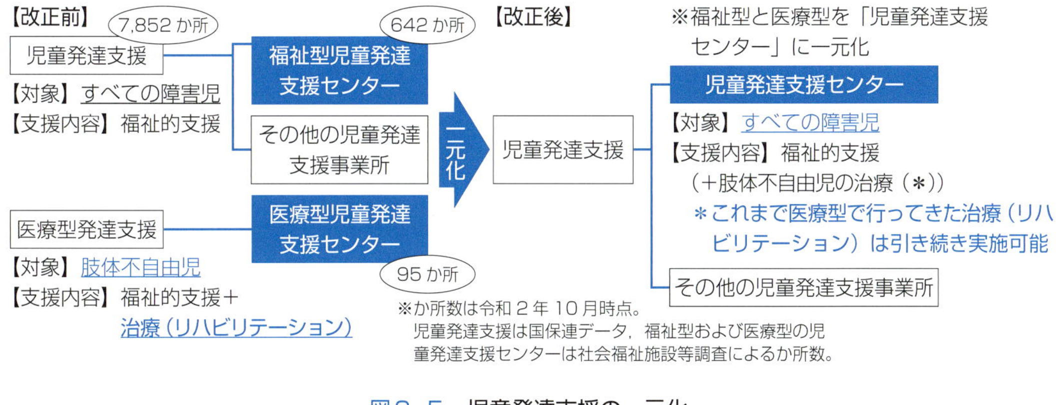

図2-5　児童発達支援の一元化
出典）こども家庭庁：障害児支援施策について（第1回（令和5年6月28日）資料1）

表2-4 障害児が利用可能な支援の体系

		サービス名	内容
障害者総合支援法	訪問系	居宅介護（ホームヘルプ）	自宅で，入浴，排せつ，食事の介護等を行う
		同行援護	重度の視覚障害のある人が外出するとき，必要な情報提供や介護を行う
		行動援護	自己判断能力が制限されている人が行動するときに，危険を回避するために必要な支援，外出支援を行う
		重度障害者等包括支援	介護の必要性がとても高い人に，居宅介護等複数のサービスを包括的に行う
	日中活動系	短期入所（ショートステイ）	自宅で介護する人が病気の場合などに，短期間，夜間も含め施設で，入浴，排せつ，食事の介護等を行う
児童福祉法	障害児通所系	児童発達支援	日常生活における基本的な動作の指導，知識技能の付与，集団生活への適応訓練などの支援および治療を行う
		放課後等デイサービス	授業の終了後または休校日に，児童発達支援センター等の施設に通わせ，生活能力向上のための必要な訓練，社会との交流促進などの支援を行う
		保育所等訪問支援	保育所等を訪問し，障害児に対して，障害児以外の児童との集団生活への適応のための専門的な支援などを行う
	障害児入所系	福祉型障害児入所施設	施設に入所している障害児に対して，保護，日常生活の指導及び知識技能の付与を行う
		医療型障害児入所施設	施設に入所または指定医療機関に入院している障害児に対して，保護，日常生活の指導および知識技能の付与並びに治療を行う
障害者総合支援法	相談支援系	計画相談支援	【サービス利用支援】 ・サービス申請に係る支給決定前にサービス等利用計画案を作成 ・支給決定後，事業者等と連絡調整等を行い，サービス等利用計画を作成 【継続利用支援】 ・サービス等の利用状況等の検証（モニタリング） ・事業所等と連絡調整，必要に応じて新たな支給決定等に係る申請の勧奨
児童福祉法		障害児相談支援	【障害児利用援助】 ・障害児通所支援の申請に係る給付決定の前に利用計画案を作成 ・給付決定後，事業者等と連絡調整等を行うとともに利用計画を作成 【継続障害児支援利用援助】

出典）こども家庭庁：障害児支援施策について（第1回（令和5年6月28日）資料1）

自立活動
個々が自立を目指し，障害による学習・生活上の困難を主体的に改善・克服しようとする取り組みを促す教育活動。障害の状態や発達段階等に合わせた指導内容である必要がある。

2）特別支援教育における言語聴覚士の役割

　学校教育においては教員免許が必要で，言語聴覚士の国家資格だけでは児童および生徒の授業を担当することができない。ただし，自立活動では「専門の医師をはじめ，理学療法士，作業療法士，言語聴覚士，心理学の専門家等各分野の専門家との連携協力については，必要に応じて，指導・助言を求めたり，連絡を密にしたりすること」と定められており，担当教員との協力体制の下，指導・助言することは可能である。

　特別支援教育で言語聴覚士が果たす役割は図2-6のように専門家チームや巡回相談員の一員として助言することである。あるいは，就学支援委員会の構成メンバーや担当教員の助言・支援を行う。この領域へ言語聴覚士の介入がわずかながら増えつつあるが，通級指導教室や通常学級に在籍する児童および生徒の中には，コミュニケーション，構音，読み書き，計算に課題がある場合があり，さらに言語聴覚士の活用が望まれる。

Ⅳ．医療保険制度

●外部専門家チームの一員 ●巡回相談員 ●教員指導など	都道府県市教育委員会 指定	●外部専門家チームの一員 ●巡回相談員 ●教員指導など
ST（言語聴覚士） ●ことばの発声・発話（構音・吃音）の評価，改善 ●言語・コミュニケーション発達の評価，改善 ●補助・代替コミュニケーションの検討，支援 ●摂食嚥下機能の評価，改善 ●人工内耳や補聴器装用児童生徒の聞こえの評価，改善 ●発達障害児童生徒への発達評価，支援　など	特別支援学校 ●教員と協力した指導の改善 ・児童生徒の実態把握 ・個別の指導計画の作成 ・指導内容・方法の改善 ・教材・教具の工夫 ・評価 ●校内研修における専門的な指導 授業改善 特別支援学校における指導の充実	PT（理学療法士） OT（作業療法士） その他の専門家 ・心理学の専門家 ・専門の医師 ・視能訓練士　など

図2-6　理学療法士，作業療法士，言語聴覚士等の外部専門家の活用
出典）言語聴覚士協会学校教育部：特別支援教育における言語聴覚士の現状．学校教育における言語聴覚士の役割．2009

Ⅳ　医療保険制度

　わが国は国民皆保険により国民全員を公的医療保険で保障している[5]。さらに，医療機関を自由に選ぶことができ，医療費の自己負担額を軽減しながら高度な医療が受けられる体制を維持している。

　医療体制には病院，診療所，歯科診療所，薬局などが含まれており，医師をはじめとする様々な医療専門職が診療にかかわっている。地域の医療提供体制は医療計画を策定して，医療提供の量（病床数）と質（医療連携・医療安全）を評価・管理するしくみが導入されている[6]。

1　地域完結型医療

　地域完結型医療とは，病院完結型医療とは異なり，急性期・回復期・慢性期の医療を担う病院や診療所等が連携して医療を提供するものである。患者は医療機関を転院しながら治療を受けるが，医療専門職は診療などに関する情報を引き継ぐことで効率的な医療提供を行う（図2-7）。

　地域連携クリティカルパス（地域連携パス）は，急性期病院から回復期病院を経て早期に自宅に帰るための診療計画を作成し，治療にかかわるす

医療計画
都道府県における医療提供体制の確保を図るために，地域の実情に応じて策定するもので，地域完結型医療を推進する。

地域完結型医療
急性期から回復期，在宅療養にいたるまで，地域全体で切れ目なく必要な医療が提供されるもの。

地域連携パス
急性期病院から回復期病院を経て自宅に戻るまでの治療計画。

PT：physical therapist　　OT：occupational therapist

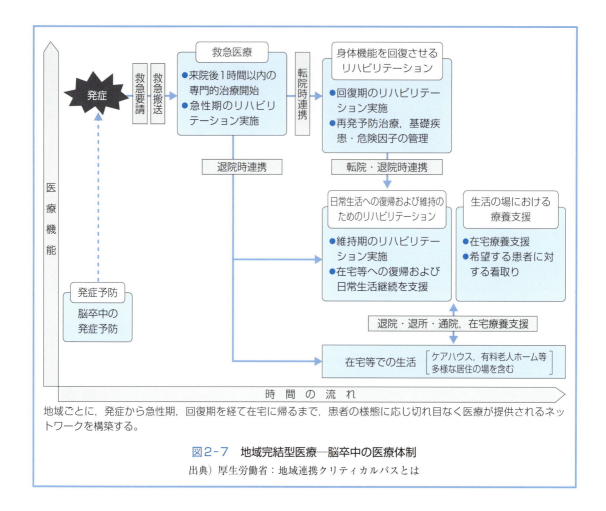

図2-7 地域完結型医療—脳卒中の医療体制
出典）厚生労働省：地域連携クリティカルパスとは

べての医療機関が共有する様式である．この地域連携パスを用いて，複数の医療機関が施設ごとの診療内容や治療経過，最終ゴールなどを設定し，あらかじめ患者に説明し同意を得る．地域ごとに，脳卒中や大腿骨頸部骨折など疾患別に様式を定めており，医療機関の連携ツールとしている．

② 在宅医療

　高齢化が進み，高齢者を中心に病気を抱えながら生活する人が増える中で，「治す医療」から「治し，支える医療」へと転換している．在宅医療とは，「高齢になっても，病気や障害の有無にかかわらず，住み慣れた地域で自分らしい生活を続けられるよう，入院医療や外来医療，介護，福祉サービスと相互に補完しながら，患者の日常生活を支える医療」である．また，医療技術の進歩などを背景に，退院後も人工呼吸器や胃ろうなどを

治し，支える医療
高齢化の進展によって増加する医療と介護両方を要する人に対して，必要なサービスが途切れることなく提供できる医療体制．

使用し，痰の吸引や経管栄養などの医療的ケアを受けながら日常生活を営む小児や若年層の患者が増加し，在宅患者の医療のニーズは多様化している。

在宅医療の役割[7]は，①退院支援，②日常の療養生活の支援，③急変時の対応，④在宅での看取りの4つに整理され，その役割を担う訪問診療，訪問歯科診療，訪問看護，訪問リハビリテーションなどの提供体制が整備されている。

③ リハビリテーションにかかる報酬体系と言語聴覚療法

2006（平成18）年の診療報酬改定では，疾病や障害の特性に応じて4つの疾患別リハビリテーション料が新設された。現在では，心大血管疾患，脳血管疾患等，廃用症候群，運動器，呼吸器，障害児（者），がん患者，認知症患者に対応するリハビリテーション評価料があり，それぞれに算定要件が定められている。このうち脳血管疾患等リハビリテーション料は脳血管疾患患者のほか，中枢神経疾患や神経筋疾患の患者，失語症，失認および失行症，高次脳機能障害の患者，音声障害，構音障害，言語発達障害，難聴に伴う聴覚・言語機能の障害または人工内耳埋込手術等に伴う聴覚・言語機能の障害をもつ患者，顎・口腔の先天異常に伴う構音障害，舌悪性腫瘍等の手術による構音障害が対象となる。それぞれに標準的算定日数が定められており，脳血管疾患等リハビリテーション料では180日以内である[8]。しかし失語症，失認および失行症，高次脳機能障害の患者は算定日数上限の制限の除外対象患者に該当し，リハビリテーションの継続の必要性が医学的に認められる者については所定点数を算定することができる[9]。

V 介護保険制度

介護保険制度は，自立支援と尊厳の保持を基本理念とし，従来の措置制度から利用者本位の制度に転換したことで，多様な主体から保健医療サービスと福祉サービスを総合的に受けることができる制度である[10]。

以下に，介護保険法第1条を示す。

第1条　この法律は，加齢に伴って生ずる心身の変化に起因する疾病等により要介護状態となり，入浴，排せつ，食事等の介護，機能訓練並びに看護及び療養上の管理その他の医療を要する者等について，これらの者が尊厳を保

自立支援
介護保険法の条文には「その有する能力に応じ自立した日常生活を営むことができるよう必要なサービスを提供する」とあり，理念のひとつ。

尊厳の保持
人の自由と生存を大切にすること，基本的人権の尊重につながるもの。

措置制度
行政がサービスを決めることで，保護の目的が強い。

被保険者
介護保険料を納め，介護保険サービスを利用する人。

特定疾病
心身の病的加齢現象との医学的関係があると考えられる疾病であって総合的に勘案し，加齢に伴って生ずる心身の変化に起因し要介護状態の原因である心身の障害を生じさせると認められる疾病。

持し，その有する能力に応じ自立した日常生活を営むことができるよう，必要な保健医療サービス及び福祉サービスに係る給付を行うため，国民の共同連帯の理念に基づき介護保険制度を設け，その行う保険給付等に関して必要な事項を定め，もって国民の保健医療の向上及び福祉の増進を図ることを目的とする。

1 介護保険制度のしくみ

　市町村は保険者として，40歳以上の住民（被保険者）から保険料の納付を受け，介護が必要になった場合に介護保険サービスを給付する。それ以外には，被保険者の資格管理，要介護認定，保険福祉事業，市町村介護保険事業計画などにかかわる事務を担当している。

　被保険者には，65歳以上の第一号被保険者と40歳以上65歳未満の第二号被保険者がある。第一号被保険者は，介護を必要とする理由にかかわらず，要介護認定の等級に応じて介護保険サービスが受給できる。一方，第二号被保険者は16種類の特定疾病（表2-5）に起因する場合のみ給付を受けることができる。

表2-5　16の特定疾病

特定疾病の範囲
特定疾病については，その範囲を明確にするとともに，介護保険制度における要介護認定の際の運用を容易にする観点から，個別疾病名を列記している。（介護保険法施行令第2条） ・がん（医師が一般に認められている医学的知見に基づき回復の見込みがない状態に至ったと判断したものに限る）* ・関節リウマチ* ・筋萎縮性側索硬化症 ・後縦靱帯骨化症 ・骨折を伴う骨粗鬆症 ・初老期における認知症 ・進行性核上性麻痺，大脳皮質基底核変性症及びパーキンソン病（パーキンソン病関連疾患)* ・脊髄小脳変性症 ・脊柱管狭窄症 ・早老症 ・多系統萎縮症* ・糖尿病性神経障害，糖尿病性腎症及び糖尿病性網膜症 ・脳血管疾患 ・閉塞性動脈硬化症 ・慢性閉塞性肺疾患 ・両側の膝関節又は股関節に著しい変形を伴う変形性関節症

＊：平成18年4月に追加，見直しがなされたもの。

2 介護保険制度の利用の流れ

寝たきりや認知症などで常時介護を必要とする状態（要介護状態）となった場合や，家事や身支度などの日常生活に支援が必要であり，介護予防サービスの効果を得られる状態（要支援状態）となった場合に，介護保険サービスを受けることができる（図2-8）。

3 要介護認定のしくみ

要介護認定は，要介護状態や要支援状態にあるかどうかを判定するもので，その基準は全国一律に客観的に定められている。

被保険者は，市町村の窓口に被保険者証を添えて要介護認定の申請を行う。その後，一次判定，二次判定を経ておよそ30日の間に要介護認定が行われる（図2-9）。

審査判定の結果に基づき，市町村が申請者についての要介護認定結果が交付される。

一次判定
市町村の認定調査員による心身の状況調査（認定調査）および主治医意見書に基づくコンピュータ判定を行う。具体的には調査の結果を基に，要介護認定等基準時間が算出され，状態の維持・改善の可能性の評価を踏まえて判断される。

二次判定
保健・医療・福祉の学識経験者により構成される介護認定審査会により，一次判定結果，主治医意見書等に基づき審査判定を行う。

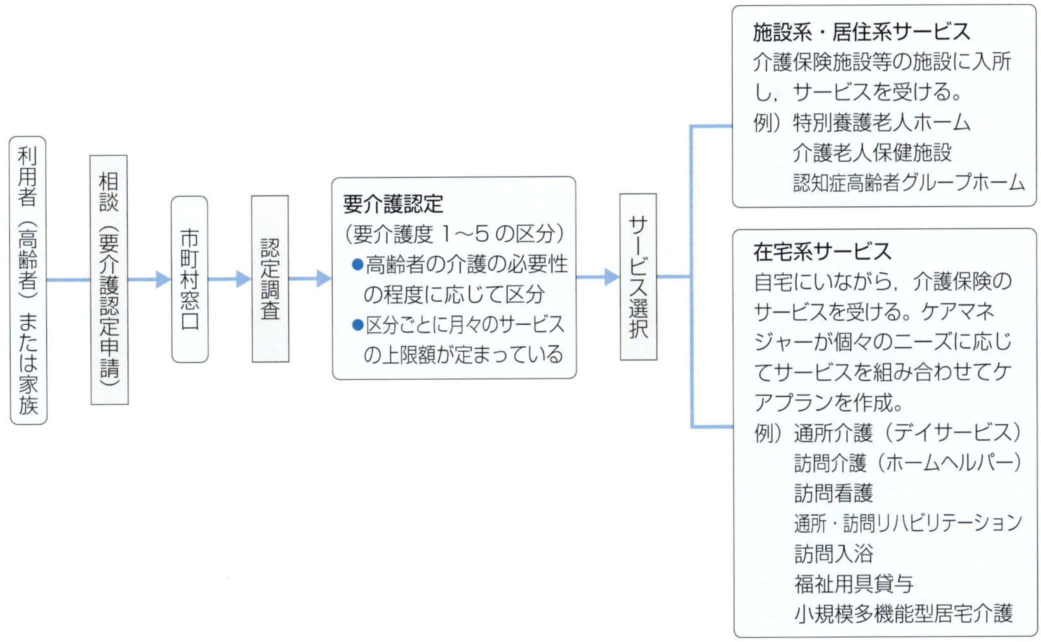

図2-8 介護保険制度の利用の流れ

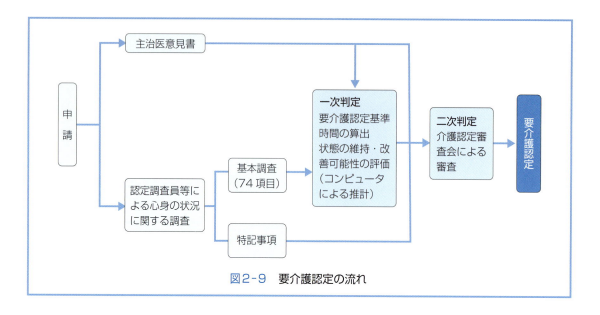

図2-9　要介護認定の流れ

支給限度額
要介護・要支援度ごとに月の上限額を単位数として区分ごとに定めている。この額を超えると全額負担（10％）となる。

④ 要介護区分

　要介護区分は要介護と要支援の2つに大別される。要介護状態とは，身体上または精神上の障害があるために，原則6か月間にわたり継続して，常時介護を要すると見込まれる状態と定められている。要介護は1〜5の5段階に分けられ，要介護5が最重度となる。一方，要支援とは，身体上もしくは精神上の障害があるために，原則6か月間にわたり要介護状態の軽減もしくは悪化防止の支援が必要と見込まれる状態，または継続して日常生活に支障があると見込まれる状態をさす。要支援は1と2の2段階に分けられる（図2-10）。

　なお，要介護および要支援に該当しない「非該当」の者は，後述する介護予防・日常生活支援総合事業を利用することができる。

　要介護認定には有効期間が定められており，新規の認定の有効期間は原則6か月，それ以降の更新では原則12か月であるが，市町村の判断で決めることができる。

　要介護認定の等級ごとに支給限度額が設けられており，支給限度額内であれば利用者は1〜3割の費用負担でサービスを利用することができる。

⑤ ケアマネジメントと介護支援専門員

　ケアマネジメントとは，介護保険制度の創設の際に導入されたしくみで，

V. 介護保険制度

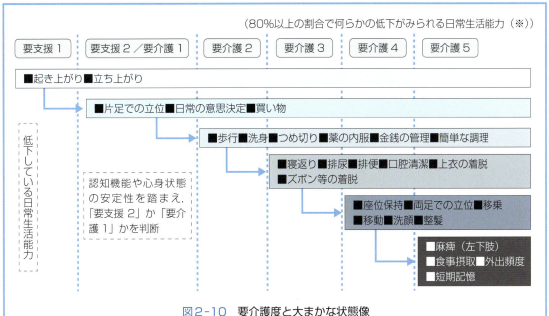

図2-10　要介護度と大まかな状態像

※全74項目の要介護認定調査項目において，
・介助の項目（16項目）で，「全介助」又は「一部介助」等の選択肢
・能力の項目（18項目）で，「できない」又は「つかまれば可」等の選択肢
・有無の項目（40項目）で，「ある」（麻痺，拘縮など）等の選択肢
を選択している割合が80％以上になる項目について集計
注1）要介護度別の状態像の定義はない。
注2）市町村から国（介護保険総合データベース）に送信されている平成26年度の要介護認定情報に基づき集計（平成28年2月15日時点）
注3）要介護状態区分は二次判定結果に基づき集計
注4）74の各調査項目の選択肢のうち何らかの低下（「全介助」，「一部介助」等）があるものについて集計
出典）厚生労働省老人保健課：要介護認定の仕組みと手順

介護保険サービス利用者のほぼすべてが利用している。図2-11に示すとおり，ケアマネジメントはアセスメント，介護サービス計画（ケアプラン（原案））作成，サービス担当者会議，サービス提供，給付管理，モニタリングと進める。この中でサービス担当者会議は，利用する介護保険サービスなどの担当者を招集して，利用者の状況などについて情報を共有し，担当者の専門的見地からの意見を求め，ケアプランを決定する場である。

　介護支援専門員（ケアマネジャー）は，要介護者および要支援者からの相談に応じ，要介護者や要支援者が心身の状況に応じて適切なサービスを受けられるよう，ケアプランの作成や市町村・サービス事業者・施設等との連絡調整を行う。担当する利用者に応じて，居宅ケアマネジャーと施設ケアマネジャーと呼ばれる場合がある。

　① 居宅ケアマネジャー　居宅介護支援事業所等に勤務するケアマネジャーで，在宅の要介護者や要支援者からの相談を受け，ケアプランを作

サービス担当者会議
サービスの実施に向けた方針を共有し，ケアプランの原案を作成するための会議で，介護支援専門員（ケアマネジャー）が招集し，サービス担当者が出席して開催される。

介護支援専門員（ケアマネジャー）
要介護者および要支援者が自立した日常生活を営むために必要な援助に関する専門的知識・技術を有し，介護支援専門員証の交付を受けてケアマネジメントを実践する者である。

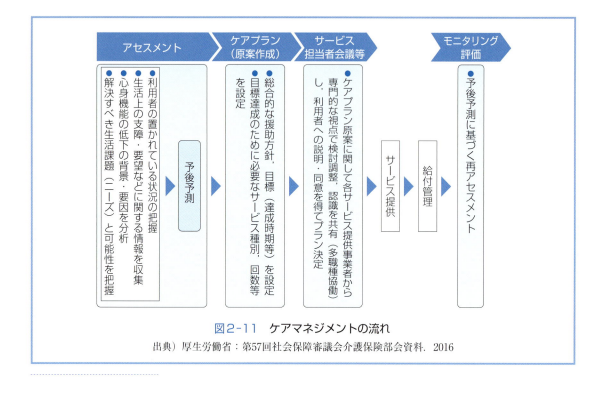

図2-11 ケアマネジメントの流れ
出典）厚生労働省：第57回社会保障審議会介護保険部会資料. 2016

成し，居宅サービス事業者等との連絡調整などや，入所を要する場合に介護保険施設への紹介などを行う。

② **施設ケアマネジャー**　介護保険施設等に勤務するケアマネジャーで，施設等のサービス利用者が自立した日常生活を営むことができるように，解決すべき課題の把握などを行った上で，施設サービス計画等を作成する。

⑥ 介護保険サービスの種類と特徴

　介護保険サービスは，①要介護者を対象とした介護給付によるサービス，②要支援者を対象とした予防給付によるサービス，③すべての高齢者を対象とした介護予防・日常生活支援総合事業の3つに分けられる（図2-12）。
　介護給付によるサービスは，主に在宅で利用する居宅介護サービスと介護保険施設に入所または入居して利用する施設サービスに分けられる。居宅介護サービスには，主に訪問系サービス，通所系サービス，短期入所系サービスがあり，そのうち訪問リハビリテーションと通所リハビリテーション，短期入所療養介護でリハビリテーションを行う。一方，機能訓練は機能訓練指導員等が行うもので，通所介護や介護老人福祉施設等で行わ

V. 介護保険制度

	都道府県・政令市・中核市が指定・監督を行うサービス	市町村が指定・監督を行うサービス
介護給付を行うサービス	**居宅介護サービス** 【訪問サービス】 ●訪問介護（ホームヘルプサービス） ●訪問入浴介護 ●訪問看護 ●訪問リハビリテーション ●居宅療養管理指導 ●特定施設入居者生活介護 ●福祉用具貸与 ●特定福祉用具販売 【通所サービス】 ●通所介護（デイサービス） ●通所リハビリテーション 【短期入所サービス】 ●短期入所生活介護（ショートステイ） ●短期入所療養介護 **施設サービス** ●介護老人福祉施設 ●介護老人保健施設 ●介護医療院	**地域密着型介護サービス** ●定期巡回・随時対応型訪問介護看護 ●夜間対応型訪問介護 ●地域密着型通所介護 ●認知症対応型通所介護 ●小規模多機能型居宅介護 ●認知症対応型共同生活介護（グループホーム） ●地域密着型特定施設入所者生活介護 ●地域密着型介護老人福祉施設入所者生活介護 ●看護小規模多機能型居宅介護 **居宅介護支援**
予防給付を行うサービス	**介護予防サービス** 【訪問サービス】 ●介護予防訪問入浴介護 ●介護予防訪問看護 ●介護予防訪問リハビリテーション ●介護予防居宅療養管理指導 ●介護予防特定施設入居者生活介護 ●介護予防福祉用具貸与 ●特定介護予防福祉用具販売 【通所サービス】 ●介護予防通所リハビリテーション 【短期入所サービス】 ●介護予防短期入所生活介護（ショートステイ） ●介護予防短期入所療養介護	**地域密着型介護予防サービス** ●介護予防認知症対応型通所介護 ●介護予防小規模多機能型居宅介護 ●介護予防認知症対応型共同生活介護（グループホーム） **介護予防支援**

この他，居宅介護（介護予防）住宅改修，介護予防・日常生活支援総合事業がある。

図2-12　介護保険サービスの種類

出典）厚生労働省老健局：公的介護保険制度の現状と今後の役割．2018より一部改変

れる．それ以外に，理学療法士，作業療法士または言語聴覚士（以下，言語聴覚士等）による訪問看護は，制度上は看護業務の一環と位置づけられている．

　施設サービスには，①介護老人福祉施設（通称，特養），②介護老人保健施設（通称，老健），③介護医療院の3つがあり，要介護者のみが入所または入居してサービスを受ける．なお，介護療養型医療施設は2024（令和6）年4月1日に介護医療院等に完全移行した．

7　介護保険サービスにおける言語聴覚士の位置づけ

　先に述べたとおり言語聴覚士は，主に訪問リハビリテーションと通所リ

ハビリテーション，短期入所療養介護を行う事業所や訪問看護ステーションに勤務し，在宅の利用者に言語聴覚療法等を提供する（図2-13）。近年では通所介護等に機能訓練指導員として従事するケースもある。

施設サービスのうち，介護老人保健施設や介護医療院（介護療養型医療施設から移行）では常勤の医師の下，リハビリテーションを行う。一方，介護老人福祉施設では機能訓練指導員として機能訓練に従事する。

これとは別に，通所系サービスにおける「口腔清掃の指導もしくは実施，又は摂食・嚥下訓練の指導もしくは実施し，口腔機能向上を図る専門職」，また施設サービスにおける「摂食機能障害を有する入所者に対して経口摂取への移行または経口摂取の維持を目的とした特別な栄養ケアを行う専門職」という役割を担う場合がある。

1）居宅介護サービスにおける言語聴覚療法の提供

ここでは言語聴覚士の勤務が比較的多い，訪問リハビリテーション，通所リハビリテーション，訪問看護，通所介護の4つのサービスについて説明する。

（1）訪問リハビリテーション

訪問リハビリテーションは，居宅要介護者（または要支援者）について，

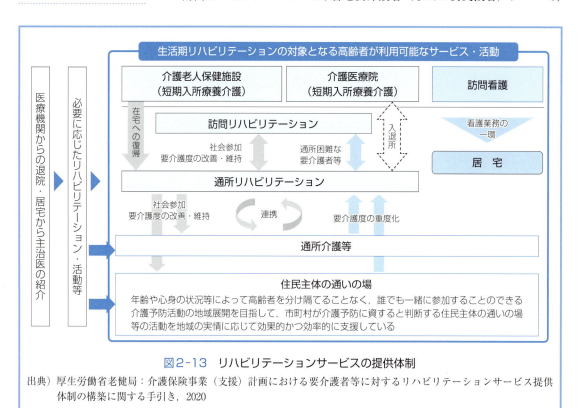

図2-13　リハビリテーションサービスの提供体制

出典）厚生労働省老健局：介護保険事業（支援）計画における要介護者等に対するリハビリテーションサービス提供体制の構築に関する手引き，2020

その者の居宅において，心身機能の維持・改善を図り，日常生活の自立を助けるために行われる理学療法，作業療法その他必要なリハビリテーションを行う。基準上，理学療法士，作業療法士または言語聴覚士を適当数配置することが定められている。

リハビリテーションマネジメントは，利用者の尊厳ある自己実現を目指し，生活機能向上のために，介護保険サービスを担う専門職や利用者家族などが協働して実施するもので，継続的な「サービスの質の管理」を行いながら適切なリハビリテーションを提供する。さらに利用者の要介護状態または要支援状態の改善や悪化の防止を目的とすることが，在宅や施設を問わず，介護保険におけるリハビリテーションの基本的な考え方である。

なお，訪問介護や通所介護等の介護事業所と連携して自立支援・重度化防止を図る取り組みが評価されている（生活機能向上連携）。

> **生活機能向上連携**
> 医師，理学療法士，作業療法士または言語聴覚士の助言に基づき，生活機能の向上を目的とした介護サービス計画または個別機能訓練計画を作成し，計画に基づくサービスを行うこと。訪問介護や通所介護等の事業所に生活機能向上連携加算が介護報酬に設けられている。

（2）通所リハビリテーション

通所リハビリテーションは，居宅要介護者（または要支援者）について，介護老人保健施設，介護医療院，病院，診療所その他の厚生労働省令で定める施設に通わせ，当該施設において，その心身の機能の維持改善を図り，日常生活の自立を助けるために理学療法，作業療法その他必要なリハビリテーションを行う。理学療法士，作業療法士，言語聴覚士，看護師，准看護師，介護職員の従事者を利用者10人に1以上配置し，なおかつ利用者100人に対して1以上の言語聴覚士等を配置してリハビリテーションを実施する。

通所リハビリテーションにおいてもリハビリテーションマネジメントが基本となる。個別訓練と併せて，利用時間内の過ごし方の工夫や，集団の中で利用者同士の交流などで実用的なコミュニケーション支援を行う。

（3）言語聴覚士等による訪問看護

言語聴覚士等による訪問看護は，その訪問が看護業務の一環としてのリハビリテーションを中心としたものである場合に，看護職員の代わりに訪問すると位置づけられている。

小児や精神疾患のほか，指定難病の一部を含む，厚生労働大臣が定める特掲診療料施設基準等別表第7に記載された厚生労働大臣が定める疾病や，在宅人口呼吸器を使用する等の同別表第8に記載された厚生労働大臣が定める状態に該当する患者は医療保険で利用できる。

（4）通所介護における機能訓練

通所介護とは，利用者（要介護者）を老人デイサービスセンター等に通わせ，当該施設において，入浴・排泄・食事等の介護，生活等に関する相談および助言・健康状態の確認，その他日常生活上の世話，機能訓練を行うものである。

> 厚生労働大臣が定める疾病等　別表第7
>
> ①末期の悪性腫瘍
> ②多発性硬化症
> ③重症筋無力症
> ④スモン
> ⑤筋萎縮性側索硬化症
> ⑥脊髄小脳変性症
> ⑦ハンチントン病
> ⑧進行性筋ジストロフィー症
> ⑨パーキンソン病疾患（進行性核上性麻痺，大脳皮質基底核変性症及びパーキンソン病（ホーエン・ヤールの重症度分類がステージ3以上であって生活機能障害度がⅡ度又はⅢ度のものに限る））
> ⑩多系統萎縮症（線条体黒質変性症，オリーブ橋小脳萎縮症及びシャイ・ドレーガー症候群）
> ⑪プリオン病
> ⑫亜急性硬化性全脳炎
> ⑬ライソゾーム病
> ⑭副腎白質ジストロフィー
> ⑮脊髄性筋萎縮症
> ⑯球脊髄性筋萎縮症
> ⑰慢性炎症性脱髄性多発神経炎
> ⑱後天性免疫不全症候群
> ⑲頸髄損傷
> ⑳人工呼吸器を使用している状態（夜間無呼吸のマスク換気は除く）

> 別表第8　（医；特別管理加算の対象者）
>
> ①在宅悪性腫瘍患者指導管理若しくは在宅気管切開患者指導管理を受けている状態にある者又は気管カニューレもしくは留置カテーテルを使用している状態にある者
> ②在宅自己腹膜灌流指導管理，在宅血液透析指導管理，在宅酸素療法指導管理，在宅中心静脈栄養法指導管理，在宅成分栄養経管栄養法指導管理，在宅自己導尿指導管理，在宅人工呼吸指導管理，在宅持続陽圧呼吸療法指導管理，在宅自己疼痛管理指導管理又は在宅肺高血圧症患者指導管理を受けている状態
> ③人工肛門又は人工膀胱を設置している状態にある者
> ④真皮を越える褥瘡の状態にある者
> ⑤在宅患者訪問点滴注射管理指導料を算定している者

　機能訓練指導員は1名以上の配置が定められており，日常生活を営むのに必要な機能の減退を防止するための訓練を行う．機能訓練指導員は，理学療法士，作業療法士，言語聴覚士，看護職員，柔道整復師またはあん摩マッサージ指圧師の資格を有する者として規定されている．

　なお，機能訓練を行う介護サービスには通所介護（地域密着型含む）のほか，短期入所生活介護（介護予防含む），認知症対応型通所介護（介護予防含む），特定施設入居者生活介護（介護予防および地域密着型含む），介護老人福祉施設（地域密着型含む）がある．

2）施設サービスにおける言語聴覚療法

（1）介護老人保健施設（老健）

　介護老人保健施設の入所者は，要介護者であって，主としてその心身の機能の維持回復を図り，居宅における生活を営むことができるよう支援が必要な者である。入所者がその有する能力に応じて自立した日常生活を営み，その者の居宅における生活へ復帰できるように，施設サービス計画を立案し，看護，医学的管理の下における介護および機能訓練その他必要な医療ならびに日常生活上の世話を行う。そして新たに介護保険法第8条に「要介護者であって，主としてその心身の機能の維持回復を図り，居宅における生活を営むための支援を必要とする者に対し」という文言が追加され，「在宅復帰，在宅療養支援のための地域拠点となる施設，リハビリテーションを提供する機能維持・改善の役割を担う施設」であることが明示された。基準上，言語聴覚士等を入所者100人に対し1以上配置することが定められている。

　リハビリテーションの提供はリハビリテーションマネジメントを基本に行われるが，入所から3か月間に限り，集中的な個別リハビリテーションや認知症に対する個別リハビリテーションの実施が評価されている。

　入所とは別に，訪問リハビリテーションや通所リハビリテーション，短期入所療養介護において個別リハビリテーションを実施することができる。

（2）介護医療院

　介護医療院は，要介護者であって，主として長期にわたり療養が必要である者に対し，施設サービス計画に基づいて，療養上の管理，看護，医学的管理の下における介護および機能訓練その他必要な医療ならびに日常生活上の世話を行う。

　必要な人員配置に言語聴覚士等を適当数配置することが定められている。

（3）介護老人福祉施設（特養）

　介護老人福祉施設とは，65歳以上の者であって，身体上または精神上著しい障害があるために常時の介護を必要とし，かつ，居宅においてこれを受けることが困難な者を入所させ，養護することを目的とする。

　基本方針には，施設サービス計画に基づき，可能な限り，居宅における生活への復帰を念頭に置いて，入浴，排泄，食事等の介護，相談および援助，社会生活上の便宜の供与その他の日常生活上の世話，機能訓練，健康管理および療養上の世話を行うことにより，入所者がその有する能力に応じ自立した日常生活を営むことができるようにすることを目指すことが明記されている。また，指定介護老人福祉施設は，入所者の意思および人格を尊重し，常にその者の立場に立って指定介護福祉施設サービスを提供す

短期入所療養介護
介護老人保健施設，療養病床を有する病院もしくは診療所，診療所，介護医療院で行う短期入所サービス。

るように努めなければならない。人員配置基準には機能訓練指導員を1名以上配置することが定められている。

⑧ 介護保険法の改正と地域支援事業の充実

　介護保険法は5年を目途に改正が行われており，2005（平成17）年改正では，要介護区分に要支援者を新たに設け，「予防給付」を創設し，そのケアマネジメントを地域包括支援センターで行うこととした[11]。さらに，市町村が行う事業として「地域支援事業」を創設し，介護予防事業として一次予防事業（ポピュレーションアプローチ）と二次予防事業（ハイリスクアプローチ）が位置づけられた。

　2015（平成27）年の改正では，図2-14のとおり，従来は介護予防給付で行っていた訪問介護・通所介護と介護予防事業を整理して，「新しい介護予防・生活支援サービス事業」を位置づけた。その中で，「訪問型サービス」と「通所型サービス」は，市町村が地域の実情に応じて住民主体の取り組みを含めた多様な主体による取り組みとして実施される。このサービスのみを利用する者は「介護予防・生活支援サービス事業対象者（以下，事業対象者）」と呼ばれ，介護予防ケアマネジメントの対象となる。また，要介護認定を省略し，「基本チェックリスト」にて必要性を判断することで，迅速なサービス利用が可能となった。一方，一般介護予防事業は一次予防事業と二次予防事業を区別せずに，地域の実情に応じた効果的・効率的な介護予防の取り組みを推進している。具体的には，住民運営の通いの場を充実させ，人と人とのつながりを通じて，参加者や通いの場が継続的に拡大していくよう地域づくりを行う[12]。なお，言語聴覚士を含めたリハビリテーション専門職等を活用する地域リハビリテーション活動支援事業を新設し，介護予防の機能強化を図るとともに，自立支援に資する取り組みを推進する。

　このほか包括的支援事業では，地域包括支援センターの運営の中に地域ケア会議の充実を位置づけるとともに，在宅医療・介護連携の推進，認知症施策の推進，生活支援サービスの体制整備を加えて充実化を図った。

⑨ 認知症施策と認知症基本法の制定

　これまで認知症にかかわる政策として，2012（平成24）年の「認知症施策推進5ヵ年計画（オレンジプラン）」，2015（平成27）年の「認知症施策

地域支援事業
総合的な介護予防システム確立のためには，要支援状態または要介護状態となる前からの介護予防が重要であることを踏まえ，2006（平成18）年に創設された市町村ごとに行われる事業。

ポピュレーションアプローチ
集団に対して健康障害などのリスクの低下を図る介入。

ハイリスクアプローチ
健康障害などのリスクが高い対象に対して予防を促す介入。

介護予防ケアマネジメント
高齢者が地域で生活していくために，介護を必要とする状態を予防するために行われる。事業対象者や要支援者を対象とし，地域包括支援センター等が担当する。

基本チェックリスト
高齢者の心身の機能低下および要介護リスクなどを把握するもので，市町村および地域包括支援センターの窓口などで使用されている。

リハビリテーション専門職
言語聴覚士のほか，理学療法士，作業療法士を含めた総称。

地域リハビリテーション活動支援事業
一般介護予防事業のひとつであり，リハビリテーション専門職等を活用して通いの場などの介護予防の取り組みの機能強化を図るもの。

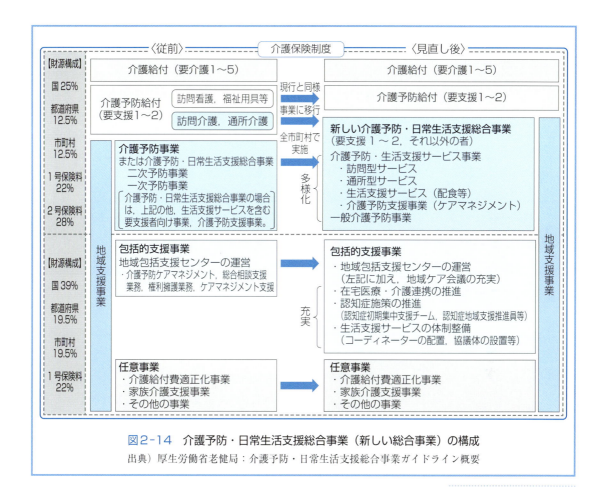

図2-14 介護予防・日常生活支援総合事業（新しい総合事業）の構成
出典）厚生労働省老健局：介護予防・日常生活支援総合事業ガイドライン概要

推進総合戦略（新オレンジプラン）」，そして2019（令和元）年には初の国家戦略として「認知症施策推進大綱」が策定されてきた。

　認知症施策推進大綱は，その基本的な考え方として，認知症の発症を遅らせ，認知症になっても希望をもって日常生活を過ごせる社会を目指し認知症の人や家族の視点を重視しながら「共生」と「予防」を車の両輪として施策を推進する。なお，ここでの予防とは，認知症にならないという意味ではなく，「認知症になることを遅らせる」「認知症になっても進行を緩やかにする」という意味である。具体的な施策は，①普及啓発・本人発信支援，②予防，③医療・ケア・介護サービス・介護者への支援，④認知症バリアフリーの推進・若年性認知症の人への支援・社会参加支援，⑤研究開発・産業促進・国際展開の5つの柱に沿って推進されている。

　2021（令和3）年に「共生社会の実現を推進するための認知症基本法（以下，認知症基本法）」が制定・公布された。この法律は，認知症の人を含めた国民一人ひとりがその個性と能力を十分に発揮し，相互に人格と個性を尊重しつつ支え合いながら共生する活力ある社会（＝共生社会）の実現

を果たし，認知症の人が尊厳を保持しつつ希望をもって暮らすことができるよう，認知症施策を総合的かつ計画的に推進するものである。基本的施策には，①認知症の人に関する国民の理解の増進等，②認知症の人の生活におけるバリアフリー化の推進，③認知症の人の社会参加の機会の確保等，④認知症の人の意思決定の支援および権利利益の保護，⑤保健医療サービスおよび福祉サービスの提供体制の整備，⑥相談体制の整備等，⑦研究等の推進等，⑧認知症の予防等があげられている[13]。

VI インフォーマル支援

1 インフォーマル支援とは

　地域言語聴覚療法として行う支援には，フォーマル支援とインフォーマル支援がある（第1章第Ⅱ節3（p.11）参照）。

　フォーマル支援とは，国，都道府県，市区町村で行う公的支援のことであり，法律や制度に基づいている。第2章でこれまで説明をしてきた福祉，教育，医療，介護等の諸サービスはフォーマル支援の一部として位置づけられている。それに対して，インフォーマル支援は制度に基づかない幅広い支援である。家族や近所の人の日常的な助け合いから，自治会などの町内会活動，趣味サークル，有償・無償のボランティアによる支援，失語症友の会などの患者会，非営利団体のなどが行う，制度に基づかない支援まで含む。また，活動の運営方法も組織形態，担い手や対象は様々である。

　インフォーマル支援例を図2-15で示す。言語聴覚士として活躍が期待されるフィールドもある（第1章第Ⅱ節3（p.12）参照）。しかしながら，障害のある人の生活を考えると障害とは直接の関係がないような町内会や商店まで視野を広げていく必要がある。

　フォーマル支援は法律や制度に基づいて運用されるため，支援はインフォーマル支援と比較して安定して提供される。ただし，支援を受けるための資格や条件などはあらかじめ定められており，現場の判断で変更することはできない。

　インフォーマル支援の場合は，支援が必要であるという判断も支援の内容も自由であり多彩である。さらに，対象や活動資金の有無により支援の継続が途切れること多くある。フォーマル支援と異なり，個人差や地域差が非常に大きいことになる。

Ⅵ．インフォーマル支援

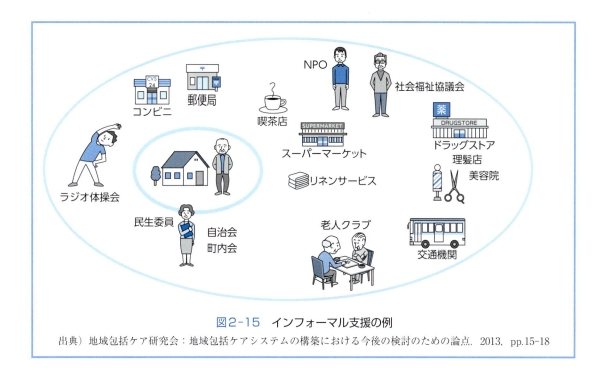

図2-15　インフォーマル支援の例
出典）地域包括ケア研究会：地域包括ケアシステムの構築における今後の検討のための論点．2013．pp.15-18

　また，公的な委託を受けた社会福祉協議会やNPO団体がフォーマル支援を提供する一方で，独自に必要と考えられるインフォーマルな支援を行っている場合がある。つまり同一の組織がフォーマル支援とインフォーマル支援の両者を行うことになる。

　例えば都道府県言語聴覚士会が公的な委託事業を通して障害のある人に支援を行う場合はフォーマル支援を実施することになるが，言語聴覚の日などにおいて地域に住む障害のある人へ独自の支援をすることはインフォーマル支援となる。

　障害のある人の活動や参加を増やしていくためにはフォーマル支援のみでは行き届かないことが多い。生活する環境や状況は個々人によって大きく異なり，ニーズも様々であるためである。地域言語聴覚療法の視点では，自らが働く地域のインフォーマル支援の例を多く知り，常にアクセスできるように準備をしておく必要があるとともに，自らも可能な支援を実施していく必要がある。

❷ 具体例

　インフォーマル支援の具体例をいくつか示していく。
　例えば認知症の分野ではインフォーマル支援を用いた多くの例がある。

NPO：non-profit organization

61

イギリスのDDAは，地域の中で認知症の課題に取り組む団体や企業を束ねるネットワークである[14]。DDAを構築したプリマス市では，医療や福祉関係の団体だけではなく，バス会社，図書館，教会，学校，海軍基地など様々な団体がそれぞれ認知症に対しての活動をしている。例えば，図書館では認知症に関する書籍を一箇所に集めたり，バス会社ではバスに乗る際に見せるヘルプカード（降車するバス停の名称と着いたら声をかけてほしいというメッセージを書いたカード）の配布をしていたりする。

このような地域での取り組みは日本でも多くなされている。認知症カフェを全国チェーンの喫茶店で行う[14]，地域で認知症役の人をサポートする模擬訓練を実施する，買い物に困っている人が多く集まるサロンや福祉施設への出張商店街を設ける[15]，など各地での取り組みがある。

上記の例は認知症に限らない支援も多く，特定の障害のみを対象にするのではない支援もある。対象の範囲の広いインフォーマル支援としては，暮らし（まち）の保健室や子ども食堂などがあげられる。また，特別なサービスに限らないことも多い。スーパーで支払いに時間をかけてもよいレジを設ける場合もある。最近ではセルフレジの使い方を助けるためのスタッフを配置することもあるが，これもインフォーマル支援ということができる。銀行や役所，図書館などでも認知症や聴覚障害などのある人のために対応をすることを掲示して案内している例が増加している。

言語聴覚士として働く地域での制度に基づいた支援を知るだけではなく，インフォーマル支援を幅広く知っておくことが，障害のある人の生活の活動や参加をより広げることになる。

加えて，自身でできることを必要なときに提供することもインフォーマル支援となり得る。筆者は，新型コロナウイルス感染症が拡大している期間，言語障害のある人は情報獲得も困難であることから，厚生労働省の「新型コロナウイルスに関するQ&A（一般の方向け）」ページを，失語症のある人向けの要点筆記を応用して，簡略化してまとめたページをインターネット上に作成した。

期間は，新型コロナウイルス感染拡大が日本で広まった2020年4月から感染症法の5類に移行するまでの間で，現在は閉じている。はじめは個人で活動をしていたが，途中から東京都言語聴覚士会の活動のひとつとなった。

こういった個人でできる活動もインフォーマル支援に含まれる。自身でできることを常に考えておくと言語聴覚士としての役割をより広いものとすることができる。

DDA：Dementia Action Alliance

♪ 乳幼児健診制度の変遷 ♪♪

　乳幼児健診制度の変遷は乳幼児健康診査事業実践ガイド[16]に詳細に記載されている。本ガイドによると1937（昭和12）年に保健所法が制定され，保健所における乳幼児保健指導が開始された。1947（昭和22）年の児童福祉法公布に伴い1948年には都道府県の保健所で開始された。その後，保健所での3歳児健診（1961年），委託医療機関での個別健診（1969年），市町村の1歳6か月児健診（1977年）と実施主体が分離し，さらに，3歳児健診で視聴覚検査（1990年）が追加された（図2-2参照）。

　1997（平成9）年に母子保健法が改正され，乳幼児健診事業の実施主体が都道府県から市町村へ移管された。1998年，厚生省児童家庭局長通知「乳幼児に対する健康診査の実施について」（児発第285号）が発出され，乳幼児健康診査実施要綱が示された。この中で実施に関する要綱が明記されている。例えば，診査の目的，集団健康診査，医療機関等に委託する個別健康診査の方法，市町村負担の費用などである。実施内容は図2-2に示されている。

　2015年からの「健やか親子21（第2次）」で，乳幼児健診事業の評価指標が定められ，評価指標の一部を乳幼児健診の必須問診項目に設定し，母子保健課調査として毎年度把握されることとなった。これにより，乳幼児の実態はより把握しやすくなった。

　乳幼児健診は，障害の初期発見や近年では虐待などの環境に対する早期対応の側面で優れた制度ではあるが，社会状況の変遷とともに課題も出現している。例えば，肥満やう蝕の予防，社会性の発達，親子の関係性や親のメンタルヘルス，子ども虐待の未然防止などに対する対策である。さらに障害の発見に関しては，保護者の不安を払拭するために早期療育体制の構築が必要である。さらに，市町村での療育の取り組みと児童発達支援制度や医療機関のかかわりなど，多職種のかかわりを一体化する横の関係だけではなく，対象者が成長に伴う支援サービスのシームレスな情報管理システムの構築も求められるだろう。

保健所法
国民の体位の向上を図るため全国に保健所を創設し，衛生思想を啓発し，衣食住その他日常生活において衛生の規範を示し，疾病予防のための健康相談を行うなど保健上適切な指導を行うことを目的とした。しかし，1994（平成6）年に地域保健法に改正された。第1条に「地域保健対策の推進に関する基本指針，保健所の設置その他地域保健対策の推進に関し基本となる事項を定めることにより，母子保健法その他の地域保健対策に関する法律による対策が地域において総合的に推進されることを確保し，もって地域住民の健康の保持及び増進に寄与する」とあるように，地域を中心に健康保険対策を図ることが推進された。

児童福祉法
18歳未満の児童が心身ともに健やかに育成されるよう児童の福祉を支援する法律である。詳細はp.32参照。

母子保健法
母性ならびに乳児および幼児の健康の保持および増進を図るため制定された法律である。詳細はp.32参照。

健やか親子21（第2次）
「健やか親子21」は2001（平成13）年から開始した，母子の健康水準を向上させるための様々な取り組みを，関係機関・団体，企業等が一体となって推進する国民運動である。2015（平成27）年度からは，現状の課題を踏まえ，新たな計画として「第2次」（～令和6年度）が始まり，具体的には「切れ目ない妊産婦・乳幼児への保健対策」などの3つの基盤課題と「育てにくさを感じる親に寄り添う支援」など2つの重点課題が計画され，取り組みを推進している。

♪ 特別支援学校と特別支援学級 ♪♪

　「特別支援教育」とは，障害のある幼児・児童・生徒の自立や社会参加に向けた主体的な取り組みを支援するという視点に立ち，幼児児童生徒一人ひとりの教育的ニーズを把握し，そのもてる力を高め，生活や学習上の困難を改善または克服するため，適切な指導および必要な支援を行うものである。2007（平成19）年4月から，「特別支援教育」が学校教育法に位置づけられ，すべての学校において，障害のある幼児・児童・生徒の支援をさらに充実していくこととなった。特別支援教育はすべての学びの場で実施されているが，障害がある子ども一人ひとりの教育的ニーズに最も的確に応えられるよう，通常学級，通級学級，特別支援学級，特別支援学校の場が提供されている。特別支援学校は障害のある幼児・児童・生徒に対して，幼稚園，小学校，中学校または高等学校に準ずる教育を施すとともに，障害による学習上または生活上の困難を克服し自立を図るために必要な知識技能を授けることを目的とする学校である。視覚障害者，聴覚障害者，知的障害者，肢体不自由者または病弱者（身体虚弱者を含む）が対象である。特別支援学級は小学校，中学校などにおいて知的障害，肢体不自由，病弱および身体虚弱，弱視，難聴，言語障害，自閉症・情緒障害がある児童生徒に対し，障害による学習上または生活上の困難を克服するために設置される学級である。通級による指導は，小学校，中学校，高等学校等において，通常の学級に在籍し，通常の学級で参加できるが，一部特別な指導を必要とする児童生徒に，障害に応じた特別の指導を行う指導形態である。対象となる障害は言語，自閉症，情緒障害，弱視，難聴，学習障害，注意欠陥多動性障害，肢体不自由，病弱および身体虚弱である。「聞こえ・ことばの教室」や「サポート教室」など市町村で異なる名称で，週に1～2時間程度通級する。通常の学級にも障害のある児童生徒が在籍しており，個々の障害に配慮しつつ通常の教育課程に基づく指導が行われている。就学先の決定は，本人・保護者の意見を可能な限り尊重し，障害の状態や必要となる支援の内容などの専門的見地から総合的に検討し市町村教育委員会が決定する。児童生徒の障害の困難性の変化により常に就学支援が行われ，学びの場が変化することもある。

　2021（令和3）年の文部科学省の報告によれば[17]，特別支援学校の児童数が約14.5万人（10年前との比較では1.2倍増），特別支援学級が約30.2万人（2.2倍増），通級による指導が13.4（2.5倍増）である。国民全体の児童数は減少しているが，特別支援を受けている児童は年々増加している。

〔引用文献〕

1) 厚生労働省：社会保障とは何か　資料
2) 厚生労働省HP：障害者福祉
3) 文部科学省：通常の学級に在籍する発達障害の可能性のある特別な教育的支援を必要とする児童生徒に関する調査結果について（令和4年12月13日）
4) 日本言語聴覚士協会福祉部：「小児分野に関する実態調査」報告書．福祉施設（実施期間：2021年10月17日〜12月17日）
5) 厚生労働省HP：国民皆保険制度の意義．我が国の医療保険について
6) 厚生労働省：医療計画について
7) 厚生労働省：在宅医療・介護連携推進事業の手引きVer.3．2020
8) 厚生労働省：医科診療報酬点数表に関する事項
9) 厚生労働省：疾患別リハビリテーションにおける算定日数上限の除外対象患者の追加．平成30年度診療報酬改定の概要　医科Ⅰ（平成30年3月5日版），p.103
10) 厚生労働省：介護保険制度の概要．介護保険制度の概要　1．介護保険とは．2021
11) ワムネット：これまでの介護保険制度の改正の経緯と平成27年度介護保険法改正の概要について
https://www.wam.go.jp/content/wamnet/pcpub/top/appContents/kaigo-seido-0904.html
12) 厚生労働省：「介護予防・日常生活支援総合事業のガイドラインについて」の一部改正について（令和3年11月15日）
https://www.mhlw.go.jp/content/12300000/000855081.pdf
13) 厚生労働省：共生社会の実現を推進するための認知症基本法について．社会保障審議会介護保険部会第107回（令和5年7月10日）資料4
14) 徳田雄人：英国の挑戦．日本の挑戦．認知症フレンドリー社会，岩波書店，pp.75-160，2018
15) 猿渡進平：だれのため，何のための私たちなのか．伊吹知之・丹野智文・石原哲郎編著：認知症とともにあたりまえに生きていく，中央法規出版，pp.165-196，2021
16) 国立成育医療研究センター：乳幼児健康診査事業実践ガイド
17) 文部科学省：特別支援教育行政の現状及び令和3年度事業について（令和3年2月）

〔参考文献〕

・厚生労働省：疾病・事業及び在宅医療に係る医療体制構築に係る指針．疾病事業及び在宅医療に係る医療体制について（令和6年6月29日）
・厚生労働省HP：地域包括ケアシステム
・厚生労働省：地域支援事業の充実と介護予防の見直し（平成26年4月25日）
・地域包括ケア研究会：地域包括ケアシステムの構築における今後の検討のた

めの論点. pp.15-18, 2013
- 厚生労働省HP：日常生活用具給付等事業の概要
- 厚生労働省HP：補装具費支給制度の概要
- 厚生労働省：意思疎通支援
- 厚生労働省：地域生活支援事業について．社会保障審議会障害者部会第128回（令和4年4月25日）資料2
- 厚生労働省：医療的ケア児及びその家族に対する支援に関する法律
- 厚生労働省：児童発達支援・放課後等デイサービスに係る報酬・基準について《論点等》第16回「障害福祉サービス等報酬改定検討チーム（オンライン会議）」資料2
- 厚生労働省：医療的ケア児支援センター等の状況について．令和4年度医療的ケア児の地域支援体制構築に係る担当者合同会議資料1-1
- 厚生労働省：令和3年度保健師中央会議及び健康危機における保健師活動推進会議参考資料　医療的ケア児及びその家族に対する支援に関する法律の施行に係る医療的ケア児支援センター等の業務等について
- 厚生労働省：第45回「障害福祉サービス等報酬改定検討チーム」資料2（令和6年2月6日）
- 厚生労働省：乳幼児に対する健康診査の実施について（平成10年4月8日）
- 文部科学省HP：特別支援教育

【第2章　まとめ】
- ライフステージと言語聴覚療法にかかわる制度には何があるか書き出してみよう。
- 福祉関連制度において，言語聴覚士はどこでどのように働くかをまとめてみよう。
- 発達教育関連制度において，言語聴覚士はどこでどのように働くかをまとめてみよう。
- 医療・介護保険制度において，言語聴覚士はどこでどのように働くかをまとめてみよう。
- インフォーマル支援にはどのようなものがあるか，住んでいる地域の例を調べて書き出してみよう。また，インフォーマル支援として自分に何ができるかを書き出してみよう。

第3章
成人期の地域言語聴覚療法の展開

【本章で学ぶべきポイント】
- 対象者のライフステージを考慮し，ライフイベントや社会的役割を理解した上で，長期的な見通しをもった目標設定と支援について学ぶ。
- 対象者の意向を踏まえ，心身機能の維持・改善のみならず，活動と参加を含めた生活機能全体を把握し，目標達成に向けた支援を学ぶ。
- 生活機能の変化に対応しつつ，終末期にいたるまで，その人らしい生活を続けていくための適時適切な支援，かかわりを学ぶ。
- 地域住民を含めた相互支援の関係を理解し，失語症者向け意思疎通支援事業や介護予防事業への言語聴覚士の参画について学ぶ。

I ライフステージに応じた言語聴覚士のかかわり

　ライフステージは，心身の成長や社会的役割などの変化によって人間の一生を段階分けしたものである。厚生労働省の「健康日本21（総説）」では，ライフステージの年齢区分を幼年期・少年期・青年期・壮年期・中年期・高年期の6つに分け，その特徴と健康にかかわる課題を整理している。年齢を目安に，各ライフステージにある対象者の特徴を踏まえ，広い視野から支援を行うことが望まれる。
　ライフステージの特徴を理解することは，対象者を社会的存在として理解し，国際生活機能分類（ICF）における活動や参加の課題や目標を見出す上で役に立つ。特に小児では連続的に成長・発達するため，先のステージを見据えて長期的視点をもつことが重要である。

ICF：International Classification of Functioning, Disability and Health

1 成人期における地域言語聴覚療法の対象者像

　児童福祉法の対象年齢が18歳未満であることを参考として，ここでは18歳以上を成人期として話を進める。またこの章では，脳血管疾患などの後天性の障害や加齢に伴い機能が低下した人を例にあげて説明する。なお，先天性の障害などがあり，小児期から継続的に支援を行う対象者については第4章で説明する。

　成人期は，表3-1の青年期・壮年期・中年期・高年期にあたり，すべ

表3-1　健康日本21（総論）人生の各段階（ライフステージ）

幼年期（0～4歳）：生理的機能が次第に自立する時期であり，少年期を準備するにあたり人格や習慣を形成する時期
・障害は他に比べ知的障害が多く，原因も先天性ならびに周産期に起因することが多い ・死亡の多くは，周産期に発生した主要病態と先天異常によるものであり，その他不慮の事故が目立つ ・健康観の形成には，家庭すなわち両親からの影響が大きく関与し，家庭内での教育とともに，産前からの母子保健のかかわりが重要である
少年期（5～14歳）：社会参加への準備の時期であり，精神神経機能の発達の時期
・疾病は，死亡，障害ともにあまり増加はせず，比較的罹患も少ない時期といえるが，歯科ではう蝕の急増期にあたる ・死亡は絶対的に少ないものの，その最大の原因は不慮の事故である ・生活習慣が完成する時期として重要であり，家庭に加え，学校を通した働きかけが重要である
青年期（15～24歳）：身体的には生殖機能は完成し，子どもから大人へと移行する時期
・障害や罹患も比較的少なく，死亡は極めて少ない ・死亡の原因としては，事故や自殺があげられる ・学生生活や単身生活で生活習慣に問題を生じる場合もあり，その後の生活習慣に影響する重要な時期である ・学校や職場を通じた支援に加え，マスコミや企業を通じた働きかけも必要となる
壮年期（25～44歳）：身体的に機能は充実し，社会的に働く，子どもを育てるなど極めて活動的な時期
・精神障害や身体障害が増加し始める。死亡は少し増え始め，原因の1位にはがんが出現し，自殺，事故が続いている ・家庭を形成し，子どもを育てる過程で，再度健康について考える時期といえる ・支援は職場や家庭に重点を置き，マスコミや企業を通して働きかける必要がある
中年期（45～64歳）：社会的には高年期への準備期であり，身体機能は徐々に低下していく時期
・障害では圧倒的に身体障害の増加が著しく，65歳未満の死亡の中でこの時期の占める割合が増加している ・健康問題や親の介護への関心が増す時期であり，新たな人間関係のネットワークが形成される可能性があり，自らの健康を設計することが重要である ・支援は職場や家庭に加え，地域を通じたものに重点を置き，マスコミ，企業がそれを支える必要がある
高年期（65歳以上）：身体的には老化が進み，健康問題が大きくなる一方，社会的には人生の完成期で余生を楽しみ，豊かな収穫を得る時期
・障害は寝たきりや認知症などの介護を必要とする重篤なものもあるが，視聴覚，歯の喪失による咀嚼の機能障害などの生活の質にかかわる障害も多い ・疾病については，高血圧や腰痛，白内障が多く，外来の受診回数が増える ・入院についても脳卒中，心臓病，がんなど入院回数が増加する ・死や障害を避けるような消極的健康観をもつ者が多い ・支援には，主として地域や保健医療福祉の専門家によるものが中心になる ・多少の病気や障害を抱えていても，生活の質を維持し，豊かに暮らすことができるように自ら試みることが重要である ・社会との交流を図り，何らかの社会的役割をもつことが大切であり，人生に取り組む姿勢が健康にも影響を与えると考えられる

て合わせると50年以上となり，人生の半分以上を占める。この時期は，就学・就労，結婚，出産・子育て，転勤，転職，退職など家庭や社会における立場や役割，人間関係や生活環境が変化する。

平均寿命の延伸は高年期の延長を意味し，この時期を健康に過ごすことも重要な目標となる。またこの時期は，定年退職後も働き続ける人や，趣味やボランティア活動，老人クラブなどの地域活動に積極的に活動する人がいる一方で，外出の機会が減り活動性が低下する人もおり，活動量や対人交流，社会参加を含めた生活機能の個人差が大きい。

成人期の地域言語聴覚療法はリハビリテーション医療の中で，主に生活期を担う。一般的には，医療機関における急性期・回復期のリハビリテーションを経て，退院を機に生活期リハビリテーションに移行する。生活期リハビリテーションは単に機能回復という画一的な目標ではなく，生活の中で何を実現したいか，対象者および家族の意向を踏まえた具体的な目標設定が望まれる。さらに目標を達成するためには，評価・訓練といった対象者への直接的支援に加え，環境への働きかけや調整などの間接的支援を組み合わせることで効果的な支援を行うことができる。特に，復職・就労は，労働者として業務の遂行が求められるため，難易度は高くなる。しかし対象者にとっては社会的・経済的自立を果たす重要な取り組みであり，医療・介護・福祉の枠組みを超えた多方面からの支援が必要となる。

一方，神経難病や認知症など生活機能の低下が予測される対象者では，ニーズが顕在化した時点から言語聴覚療法が開始となる。生活機能の変化および生命予後を踏まえ長期的な見通しをもちつつ，モニタリングによってニーズの変化をとらえ，適時・適切な支援を行う。

地域言語聴覚療法における間接的支援には，地域の中で理解者や支援者を増やす，交流や参加の機会や場を増やすなど，社会資源を創出し，社会参加を支援・促進する地域づくりにつながる幅広い取り組みを含む。現在行われている失語症者向け意思疎通支援事業や介護予防に資する地域リハビリテーション活動支援事業の社会的意義は大きく，言語聴覚士（ST）が一丸となって取り組むことが期待される。

② 退院から在宅生活の再建

成人期の地域言語聴覚療法は，退院に伴って急性期・回復期のリハビリテーションから引き継ぐ形で開始する場合が多い。退院直後はまず生活環境を整え，生活状況を把握した上で，対象者の望む在宅生活を送れるように支援を行う。ここでは，脳血管疾患を例に入院中の退院支援に触れつつ，

退院後の在宅生活の再建を目指した支援について説明する。

1) 退院から在宅生活の再建を支える制度

(1) 入院中に行われる退院支援の流れ

医療機関は高度急性期・急性期・回復期・慢性期と役割を分担し，連携して医療を提供する地域完結型医療となり，在院日数は短くなっている。急性期病院では入院直後から，自宅へ退院するか，または回復期リハビリテーション病棟や地域包括ケア病棟へ転院するかを検討し，早期退院・転院を目指す。転院した回復期リハビリテーション病棟などでも速やかに退院先を決定し，退院後の生活を見据えて集中的なリハビリテーションを行う。地域包括ケア病棟はポストアキュート機能，サブアキュート機能を備え，対象者の状態に応じたリハビリテーションを行う。

介護保険サービス利用者が入院する場合，担当の介護支援専門員（ケアマネジャー）から入院医療機関に情報を提供するしくみや，退院前に入院医療機関から情報提供や助言を受けるしくみにより，切れ目のない支援を行う体制が整備されている。

退院前に行われるカンファレンスでは，入院医療機関と在宅生活を支援する者とが情報を共有し，具体的に退院後の在宅生活を見据え，退院に向けた準備やその進め方，退院時の指導計画などを話し合う。入院医療機関の言語聴覚士は入院中の言語聴覚療法の経過を踏まえ，在宅生活を送る上での課題，退院後に予測される課題を整理し，対象者・家族と支援にかかわる職種間で共有し，必要に応じて助言や指導を行う。

(2) 退院直後を支援する制度

対象者や家族にとって退院直後の生活は，身体の麻痺や失語症，摂食嚥下障害など様々な後遺症のある状況で，病前とは大きく異なるものとなる。自宅は本来最も慣れた生活環境であるはずが，退院直後は生活環境に適応できずに日常生活動作（ADL）の低下や生活リズムを崩す危険性がある。このような退院直後の状態を「生活混乱期（図3-1）」といい，集中的な支援を必要とする。入院中の整備された環境でできていたことが，自宅環境ではうまくできないことはしばしば起こることである。一つひとつは些細なことでも失敗と挫折を積み重ねることで，徐々に生活範囲を狭め，負の連鎖を生じる可能性に留意する。

また，この時期には転倒や誤嚥など様々なリスクを回避できるよう，生活環境の設定や家族の介助方法とともに，実行状況についても確認する。家族は自宅での生活の仕方やコツ，障害の特性などについて，言語聴覚士だけでなく，看護師や理学療法士，作業療法士など複数の専門職から指導を受ける。しかし，自宅環境に戻った後，家族だけで指導内容のすべてを

地域包括ケア病棟
急性期医療を経過した患者や在宅において療養を行っている患者などを受け入れ，患者の在宅復帰支援などを行う病棟。

ポストアキュート
急性期は過ぎたもののまだ入院治療が必要な患者を受け入れる機能。

サブアキュート
在宅や介護施設などでの療養者の症状が急性増悪した患者を受け入れる機能。

日常生活動作（ADL）
日常生活を送るために最低限必要な日常的な動作で，起居・移乗・移動・食事・更衣・排泄・入浴・整容の動作を含む。

ADL：activities of daily living

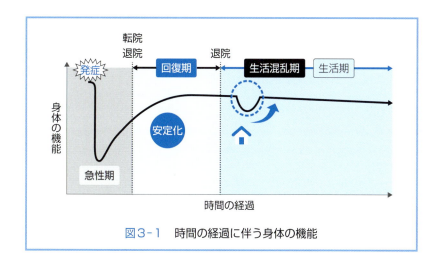

図3-1　時間の経過に伴う身体の機能

短期集中リハビリテーション実施加算
利用日から起算して3か月間に限り，集中的にリハビリテーションを実施することを評価する介護報酬。

実践することは容易ではない．在宅生活の中で混乱が生じていないかどうか，家族の身体的・心理的負担についても配慮が必要である．この生活混乱期にADL能力を低下させることなく，自宅での生活が安定・向上する生活安定期へと円滑に移行するために，短期間集中的にリハビリテーションを行うことが評価されている（短期集中リハビリテーション実施加算）．

また，退院後の在宅生活の支援には介護保険サービスのほかに，障害福祉サービスが利用できる（第2章第Ⅱ節-1（p.30）を参照）．障害福祉サービスの対象は18歳以上であり，介護保険と重複するサービスは原則として介護保険サービスを優先するよう定められている．図3-2のように，自宅での生活を支援するサービスは複数の制度で重複し，複雑である．介護保険サービスはケアマネジャー，障害福祉サービスでは相談支援専門員が対象者・家族の意向とアセスメントを基に支援計画を立案し，サービスが提供される．これらのサービスは異なる事業所が担当する場合が多いため，制度や事業所の垣根を越えて，地域の中で連携して退院後の生活再建を支援する．

2）退院から生活再建を支援する上での原則とプロセス

退院後の生活再建は，急性期以降に回復した機能を活かして，退院後に望む生活を実現することである．そのためには，対象者自身が障害を理解し，自分がどうありたいか，どのような生活を送りたいか，何を実現したいかを考慮して目標を設定することが必要であり，目標達成まで順を追って支援していく．

コミュニケーション障害や高次脳機能障害は外見からはわかりにくい障害であり，周囲から理解を得ることが難しい場合が多い．リハビリテーションの目標設定や退院準備の際，「どのような生活を希望するか」を問われ

71

- **介護保険**のサービスは，要介護認定を受けた人が利用できる
- 退院後速やかに訪問介護・福祉用具（介護用ベッド・車いすなど）などの介護サービスを利用できるようケアマネジャーと相談を進める
- **障害福祉**サービスは，支給決定を受けた人が利用できる（障害者総合支援法）
  ※相談支援専門員との連携が必要

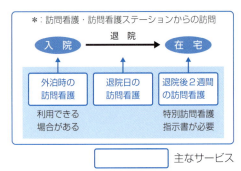

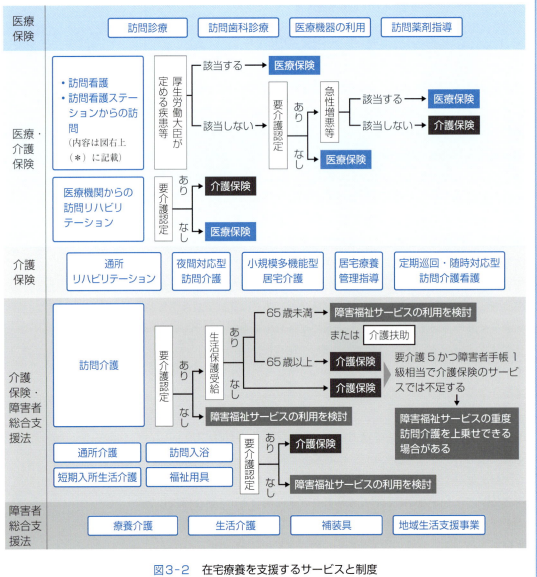

図3-2　在宅療養を支援するサービスと制度

ても，意思表示が難しく，対象者の意向が支援計画にうまく反映されないことがある。対象者の意向を引き出せるよう，退院指導の場を活用して支援者側の障害に対する理解を深め，コミュニケーション上の配慮を行うよう働きかける。

　例えば失語症の場合，診療情報提供書やリハビリテーション実施計画書に障害名が記載されていても，失語症のタイプや重症度によって症状は様々であり，コミュニケーション場面における配慮はそれぞれ異なる。言語聴覚士は言語症状とともに，コミュニケーション上のコツなどすぐに活用できる情報を加え，実践しやすい情報をわかりやすく伝える必要がある。

3）退院からの生活再建の支援の実際

　自宅に退院すると，イメージと現実のギャップに直面することになる（図3-3）。例えば，入院前の生活環境に戻っても，失語症や高次脳機能障害，麻痺などがあることで，「以前はできていたのに」「入院前はもっと早くできていたのに」という思いにさいなまれる。病前の生活環境に戻ることで病前と現在の自分を比較してしまうのである。

　さらに，入院中はできていたことが，自宅ではうまくできないというギャップが生じる。入院中は言語聴覚士がかかわることで対象者の能力を最大限に生かしつつ，聞き手の配慮を受けながら会話が進められていたが，自宅退院後はまだ障害を抱えた状態で過ごす新しい生活に不慣れな家族が何とか意思を汲み取ろうとする状況である。そこには格段の差が生じる。食事についても，入院中に提供されていた均質な嚥下食を自宅で毎日再現することは容易ではない。一方で，自宅生活でしか実現できないこともある。例えば，家族と共有する経験や知識に裏づけられたコミュニケーションの豊かさは入院中では得られない。また，家族と食卓を囲み，食べ慣れた料理を食べることの価値は計り知れない。このように病院と在宅の違いはネガティブ面とポジティブ面の両面があることを理解し，うまく活用していく。

　家族が感じるギャップにも配慮が必要である。高次脳機能障害のある対象者は障害の特性上，自分の障害に対する理解が乏しい場合もある。入院生活という限られた環境の中で専門職のケアを受けている間には明らかにならなかった課題が自宅に戻ってから顕在化する場合もある。失敗を障害の特性として理解できず，家族や周りの人のせいにしたり，失敗を繰り返すことで家族を振り回すことも少なくない。家族が障害に対する理解を深めることは，起こり得る事態への心構えと対応策を準備するためにも有用である。

　対象者が失敗を繰り返すことによって自信を喪失してしまうと，一人で

退院指導
患者が退院後に自宅で過ごす際に必要な介助方法や注意点などを退院前に説明すること。

診療情報提供書
医療機関の医師が，診療に基づき，患者の同意を得て，診療状況を記載し，他の医療機関などに提供する文書。

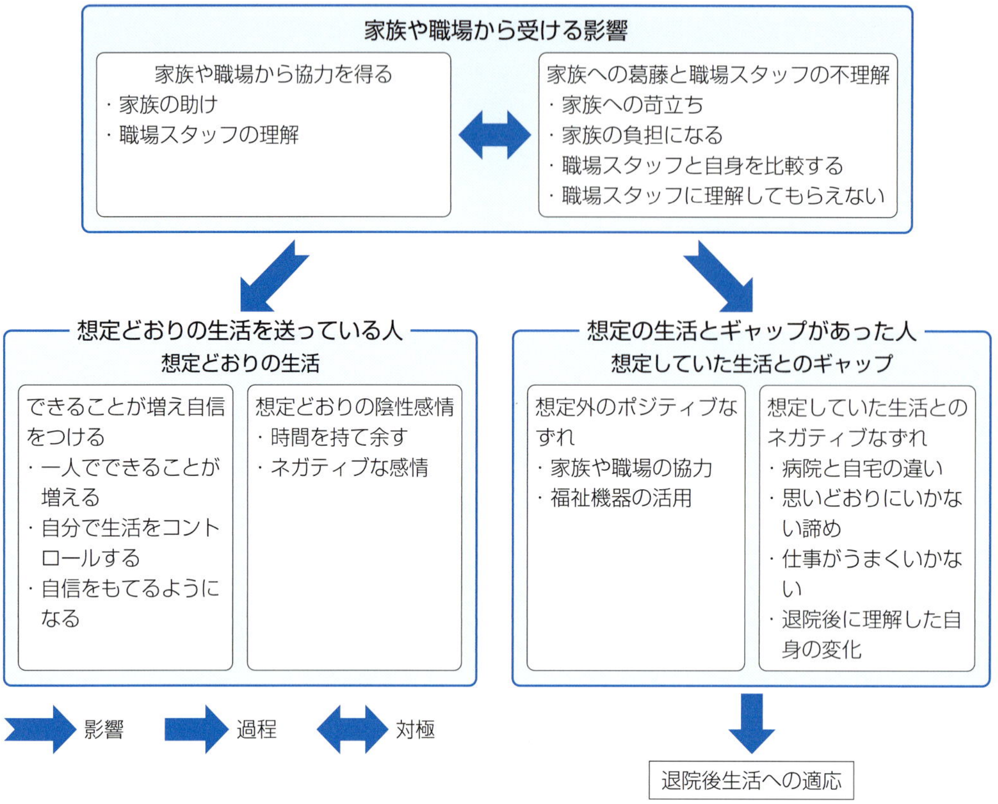

家族や職場から受ける影響

家族や職場から協力を得る
- 家族の助け
- 職場スタッフの理解

⇔

家族への葛藤と職場スタッフの不理解
- 家族への苛立ち
- 家族の負担になる
- 職場スタッフと自身を比較する
- 職場スタッフに理解してもらえない

想定どおりの生活を送っている人 ― 想定どおりの生活

できることが増え自信をつける
- 一人でできることが増える
- 自分で生活をコントロールする
- 自信をもてるようになる

想定どおりの陰性感情
- 時間を持て余す
- ネガティブな感情

想定の生活とギャップがあった人 ― 想定していた生活とのギャップ

想定外のポジティブなずれ
- 家族や職場の協力
- 福祉機器の活用

想定していた生活とのネガティブなずれ
- 病院と自宅の違い
- 思いどおりにいかない諦め
- 仕事がうまくいかない
- 退院後に理解した自身の変化

→ 影響　→ 過程　⇔ 対極

→ 退院後生活への適応

図3-3　実際の退院後生活の関係図

ピアサポート
当事者同士がお互いに支え合うこと。

できることも諦めてしまうなど負の悪循環を起こす可能性がある。新しい環境への不適合を最小限にとどめることは生活機能の低下を防ぐことにつながる。

　上に述べた，自宅退院後の不適応に対する支援としては，以下のようなものがある。

　訪問リハビリテーションは自宅という日常の生活環境を生かし，適応を促す支援に適している。一方，通所リハビリテーションは複数の利用者が一堂に会する場であり，対人交流の活性化，新たな居場所づくりへの支援に適している。また通所サービスは，コミュニケーション障害のある利用者同士が悩みを共有し，共感する仲間と関係を築く**ピアサポート**の場となり得る。

　言語聴覚療法の場に家族にも参加してもらうことで，対象者と家族への支援を同時に行うことができる。対象者は会話能力の向上を目指す場として，家族は対象者のコミュニケーション上の特性を知り，コツをつかむことで会話技術を高める場となる。一方，実際の食事場面を評価することで，

姿勢や食物形態に加え，介助方法について直接的に調整やアドバイスができ，改善方法を家族や他職種と共有することができる。家族や他職種とともに生活場面に介入することは，気軽に話せる相談の場を設けることにもつながる。また，対象者や家族が生活場面で実践できたことに対してポジティブフィードバックを行うことで対象者や家族が自信を深めるとともにモチベーションを高め，充実感や達成感にもつながる。

> ポジティブフィードバック
> 相手の行動について，よかった点を評価し，肯定的な言葉で成長を促すフィードバック方法。

4）事 例
（1）入院中から継続した失語症（コミュニケーション障害）復職に向けてのコミュニケーション支援

【事例1】39歳　女性
- 医学的診断名：もやもや病
- 障害名：失語症，発語失行
- 身体障害者手帳：3級
- 職業：会社員（傷病休暇中）
- 家族構成：夫と子ども2人との4人暮らし
- 現病歴：発症後，急性期病院に14日入院し，回復期リハビリテーション病院に転院。そこで3か月間のリハビリテーションを受け，自宅に退院した。
- ADL：ほぼ自立。Barthel Index（BI）100点
- 利用サービス：(医療）訪問看護，訪問リハビリテーション（以下，訪問リハ）（言語聴覚士），（障害）生活援助

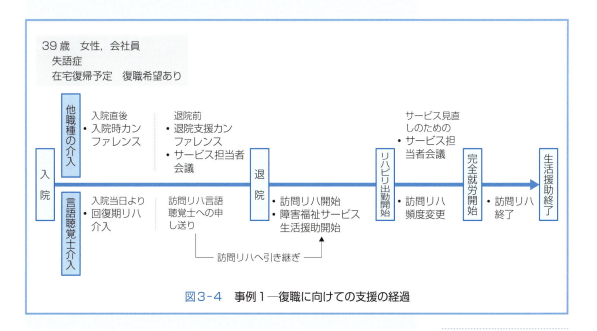

図3-4　事例1—復職に向けての支援の経過

- 言語聴覚療法評価（初期）
  - 認知機能：著明な低下を認めない。
  - 言語機能：失語症による喚語困難と失文法を認め，軽度の発語失行を合併する。
  - 発声発語機能：著明な障害を認めない。
  - 摂食嚥下機能：著明な障害を認めない。
- 言語聴覚療法の目標：退院後，家庭内役割を果たしつつ，傷病休暇を経て復職する。実用的コミュニケーション能力の向上を目指す。
- （入院中の）在宅復帰に向けた支援

  本人の希望を踏まえた退院後の生活を想定し，必要な支援と支援体制を整理した。

  ①家事遂行に向けた支援：障害福祉サービスの生活援助サービスを利用し，一部介助での家事遂行から段階的に自立を目指した。加えて通院援助にサービスを利用した。

  ②復職に向けた支援：本人，家族，医療ソーシャルワーカー，言語聴覚士が参加して会社担当者と面談を行い，復職に必要な身体機能やコミュニケーション能力について確認した。また医療側から本人の能力などについて情報提供し，配置転換や業務変更などの対応について社内での検討を依頼した。

- （退院前の）初回サービス担当者会議（障害福祉サービス）

  医療機関の医療的ソーシャルワーカーが中心となり，サービス担当者会議が招集された。本人・家族に加え，病院担当者，障害福祉サービス支援相談員が出席した。

  復職については，配置転換などの配慮が必要となることを想定し，**ジョブコーチ**の活用を提案した。また，復職に必要となる実用的コミュニケーションの向上を目的に訪問リハを利用して言語聴覚療法を継続し，健康管理のために訪問看護を利用することとした。

- （退院後の）訪問による言語聴覚療法とその経過

  会話能力の向上を目指して集中的にリハビリテーションを実施し，主に発話面を中心に改善した。

  訪問リハ開始から6か月時点で，リハビリ出勤（週2日3時間勤務）を開始した。病前と同じ販売部署の接客業務に対してはコミュニケーション上の不安の訴えがあったため，訪問リハで接客を意識した丁寧語の使用練習を行い，7か月時点で完全就労にいたり，訪問リハを終了した。

- まとめ

  家事遂行に対して障害福祉サービスによる生活援助を導入し，段階的に自立を目指したことで，家庭内役割を果たすことで自信を回復し，復職に向けた生活基盤を整えることができた。その上で，ジョブコーチなどのサポートと訪問リハでの言語聴覚療法を並行して行うことで，リハビリ出勤にて

ジョブコーチ
職場適応援助者ともいい，職場への適応を支援する者で，具体的には通勤時の付き添いや職場での作業，同僚など周囲との関係づくりを指導するとともに，職場内の人々に障害の理解を深めてもらうよう啓発活動などを行う。

復職での課題を確認しつつ,不安を解消したことで完全就労の目標を達成した。

(2) 摂食嚥下障害　在宅での食事支援

【事例2】78歳　男性
- 医学的診断名：脳梗塞
- 介護度：要介護2
- 家族構成：妻（78歳）との2人暮らし
- 現病歴：脳梗塞により急性期病院に入院後,回復期リハビリテーション病院に転院し,3か月後に自宅退院した。入院中は2度誤嚥性肺炎を繰り返したが,経管栄養を離脱し経口摂取のみとなった。
- ADL：近位見守り。Barthel Index（BI）55点
- 摂食条件：義歯の不適合も関与し,全粥,軟菜（1～1.5 cm大）,水分には薄いトロミ付加
- 利用サービス：訪問リハビリテーション（言語聴覚士）
- 言語聴覚療法評価（初期）
  - 認知機能：著明な低下を認めない（HDS-R 26/30点）。
  - 言語機能：著明な低下を認めない。
  - 発声発語機能：運動障害性構音障害を認める。
  - 摂食嚥下機能：障害あり。
    - 摂食嚥下グレード：Gr.7（嚥下食で3食経口摂取可能）
    - 摂食状況のレベル：Lv.7（3食嚥下食を経口摂取,代替栄養を行っていない）

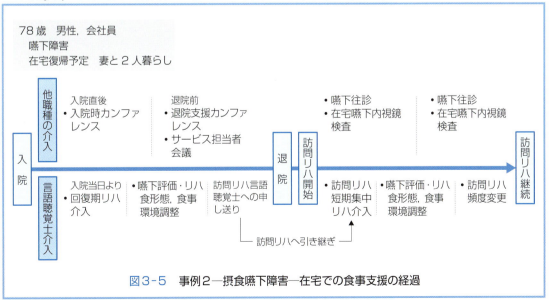

図3-5　事例2─摂食嚥下障害─在宅での食事支援の経過

往診医
患者の自宅に出向き，急変時の対応などを含めて診療を行う医師．

- (退院前の) 初回サービス担当者会議 (介護保険サービス)

  誤嚥性肺炎のリスクを最小限にした自宅での食事環境を設定した上で，家族と支援者の役割分担を行う．
  - 本人：誤嚥予防に配慮した食べ方を意識的に行い，毎日の食事で実践する．併せて自主練習を継続する．
  - 家族（妻）：食事の提供量や種類を確認しながら食事を準備する．
  - かかりつけ医：体調管理．
  - 往診医：在宅嚥下往診として嚥下状態を把握し，全身状態を踏まえて嚥下機能に応じた食事環境の調整を行う．
  - ケアマネジャー：生活上のニーズを踏まえ，ケアプランなどのケアマネジメントを行う．
  - 言語聴覚士（訪問リハ）：かかりつけ医や往診医と協力し，嚥下機能に応じた摂食条件の確認，調整を行う．本人に対し，誤嚥予防に配慮した食べ方の提案と，日常の摂食状況や自主練習の実施状況を確認し指導を行う．家族に対しては食事準備の状況を確認し，継続のための動機づけや状況提供などを行う．

- 退院後の在宅支援に向けた準備

  訪問リハ担当言語聴覚士は，本人・家族の同意を得て，入院担当言語聴覚士から詳細な申し送りを受けた．また病室を訪問し，退院後の生活についての不安などについて聞き取りを行った．

- (退院後の) 訪問による言語聴覚療法とその経過

  退院翌日に初回訪問を実施し，昼食時に本人の状態および食事環境を評価するとともに，退院後の生活状況についても聞き取りを行った．
  退院から1週間後，自宅にて往診医による嚥下内視鏡検査 (VE) が施行され，誤嚥せず嚥下できていることがわかり，現在の食事環境が適切であると判断された．また水分摂取方法について連続嚥下時に誤嚥や喉頭侵入を認めないことからトロミなしでの飲水の許可が下りた．しかし，本人に不安があったため，薄いトロミ付加を継続した．
  1か月経過した時点で，発熱などの誤嚥性肺炎の徴候は一切なく，本人より「普通の水を飲んでみてもいいか」との発言があった．言語聴覚士による評価を実施し，結果を往診医に報告した上で，トロミなしでの飲水に切り替えた．

- まとめ

  退院後の生活を支援する様々な職種が共通の目標に向かって役割分担を行い，連携することで，自宅において誤嚥性肺炎を予防しつつ，安定して食事摂取を行うことができた．医療専門職のかかわりで，在宅においても精度の高い評価を実施し，本人・家族に良好な結果を示すことで自信につながったものと思われる．摂食嚥下機能だけでなく，自信の回復を含め，心理的変化を考慮し，受け入れ可能な方法を継続することが効を奏した．

VE：videoendscopic examination of swallowing

Ⅰ．ライフステージに応じた言語聴覚士のかかわり

③ 復職・就労と社会参加

　復職とは，「健康上の問題または育児や介護などを理由に一時的に離職または休職した労働者が再び元の職場で働くこと」であり，成人期の対象者にとっては，治療後に復職することが社会参加のひとつの目標となる。ここでは脳血管疾患（脳卒中）対象者を例に，成人の対象者に対する復職に向けた支援について説明する。なお，未就労または離職の状態から就労を目指す場合については，第4章第Ⅳ節（p.159）を参照されたい。

1）復職・就労を支援する制度

　これからの日本は，障害のあるなしにかかわらず，地域で自立した生活を送ることができる社会の実現に向けて，誰もがその能力と適性に応じて働ける社会を目指し，障害のある人への雇用対策が総合的に推進されている。一方，高年齢者雇用安定法改正により70歳までの継続雇用制度が導入され，高齢者の雇用機会も広がっている。

　近年の医療技術の進歩によって，かつては「不治の病」とされてきた疾病においても生存率が向上し，「長く付き合う病気」に変化しつつある。疾病の治療を続けながら働き続けられるように，対象者・家族を中心に，医療従事者と職場，地域の支援機関が連携して復職や就労，そして継続を支援する体制が必要となっている。

（1）医療における治療と就労の両立支援

　主治医が会社側の産業医などに就労と療養の両立に必要な情報などを提供することで，治療しながら働く対象者の支援を行うことを評価する（診療報酬：療養・就労両立支援指導料）。対象となる疾患は，がん，脳卒中，肝疾患，難病，心疾患，糖尿病，若年性認知症などである。さらに，治療と仕事の両立支援における心理的不安などに対するサポートや両立支援の関係者間の連携を図るために，看護師，社会福祉士，精神保健福祉士，公認心理師が支援することに対し加算が設けられている（相談支援加算）。

（2）外来リハビリテーション

　退院後も医療機関でリハビリテーションを継続する場合，外来でリハビリテーションを行う。疾患別リハビリテーション料は疾患ごとに算定日数上限が定められている（第2章第Ⅳ節（p.47）を参照）。失語症や高次脳機能障害は脳血管疾患等リハビリテーション料（診療報酬）の算定日数制限の除外疾患であるため，状態の改善が期待できると医学的に判断される場合，発症から180日を超えても外来リハビリテーションが利用できる。

高年齢者雇用安定法
正式な法律名は「高年齢者等の雇用の安定等に関する法律」。定年の引上げ，継続雇用制度の導入などによる高年齢者の安定した雇用の確保の促進，再就職の促進，定年退職者その他の高年齢退職者に対する就業の機会の確保などの措置を総合的に行うことで，高年齢者等の職業の安定その他福祉の増進を図るとともに経済および社会の発展に寄与するための法律。

産業医
職場に配置された労働者の健康管理に当たる医師。

（3）通所リハビリテーション

　従来の長時間利用だけでなく，リハビリテーションに特化した短時間型のサービスもあり，通いで受けられるリハビリテーションとして，外来に代わり利用されることもある。自宅から離れた環境で過ごす，また集団で過ごす経験から，体力や耐久性の向上を図る，実用的なコミュニケーション能力を図るなど社会参加に向けた支援を行うことができる。

（4）訪問リハビリテーション

　自宅で行うため，生活環境を生かすことができるだけでなく，家族が参加しやすく，在宅生活への汎化を促しやすい。また，自宅外において通勤や屋外活動の練習を行うこともできる。利用の条件を満たす場合には医療保険と介護保険のどちらでも利用できる。

（5）福祉サービスにおける就労の支援

　障害者総合支援法の訓練等給付には就労の継続支援や移行支援，定着支援など，対象者の状態や目的に応じて選択できる支援サービスがある（第4章第Ⅳ節（p.159）参照）。しかし，言語聴覚士の勤務する事業所はごくわずかである。そのため，就労を支援するサービスの利用する場合には，対象者が残存能力を生かし意欲をもって取り組めるよう事業所の職員に対象者の状態をわかりやすく伝える必要がある。

（6）地域障害者職業センター

　公共職業安定所（ハローワーク）との密接な連携のもと，障害者に対する専門的な職業リハビリテーションを提供する施設であり，全国47都道府県に設置されている。障害者一人ひとりのニーズに応じて，職業評価，職業指導，職業準備訓練および職場適応援助等の各種の職業リハビリテーションを実施するとともに，事業主に対して，雇用管理上の課題を分析し，雇用管理に関する専門的な助言その他の支援を実施する。

2）復職・就労を支援する上での原則とプロセス

（1）職業復帰への意向確認

　前述のとおり，退院後の方針を検討するためにまず，対象者や家族から職業復帰の意向を聴取する。

　失語症がある場合，対象者の意思確認には十分に配慮し，必ずしも対象者と家族の意向が一致しないことに留意する。また入院直後は難しいと思われた職業復帰が機能回復によって可能となる場合もあるため，主治医との情報共有は経過をみながら密に行う。確認した職業復帰の意向は転院や退院の際に引継ぎ，支援を継続していく。

（2）基本的な情報収集

　主訴，現病歴，居住する地域の情報，これまでの仕事を含めた生活歴，

公共職業安定所（ハローワーク）
職業紹介のほか，雇用保険や雇用対策などの国の制度を組み合わせて，地域住民の様々なニーズに応じた雇用支援を行う機関で，全国に500か所を超える。

家屋状況，保険情報，経済状況，自宅の状況，家族や職場によるサポート体制などを確認する。

（3）評　価

聴力，視力，日常生活動作（ADL），手段的日常生活動作（IADL），体力および持久力，言語機能，高次脳機能，全般的認知機能，脳疲労の有無などを評価し，就労にかかわる心身機能および能力を把握する。

（4）復職に向けた準備

会社における支援の準備状況について以下の点を確認する。情報収集は他部門・他職種と連携して効率的に行う。

① **相談窓口**　会社の担当者を事前に把握しておく。

② **休日・休暇・休業制度**　病気休暇，傷病休暇，年次有給休暇の取得条件や取得中の処遇（賃金の支払いの有無など）に関する定め。

③ **労働契約内容**　「期間の定めのない契約」と「期限の定めのある契約」の2つに分けられる。前者は正社員，正規職員と称されるもので，後者はパート，派遣，嘱託など呼称は様々である。

④ **会社の勤務制度**　時差出勤，短時間勤務，在宅勤務（テレワーク），試し出勤などを含む。

⑤ **実施可能な就業上の措置・配慮など**　配置転換，異動，業務内容の変更，勤務形態の変更，業務負荷軽減の措置（時間外労働や出張の禁止，勤務シフトの固定など）などを含む。

⑥ **復職に必要な条件**　主治医の復職許可，職場の復職可否の判断を含む。

⑦ **安全衛生の管理体制**　産業医や保健師などの配置，面談などのフォロー体制を含む。

（5）復職に向けた手順と対象者への説明

復職に要する期間や復職までの手順や手続き方法については基本的には主治医から説明する。以下に，復職までの手順の例を示す。医療機関では主治医が中心で進められるが，言語聴覚士は評価結果や訓練経過について医師に報告し，全体の方針に沿って支援を行う。

・休職中の体調確認
・主治医の復職許可
・産業医面談（産業医がいる場合）
・職場の復職可否判断
・職場復帰後のフォローアップ

（6）復職・就労に必要となる内容

一般的に復職には，パソコンが使える，掃除ができるといった職務の遂行に関連するスキルが重要と考えられる。しかし，実際には，挨拶，通勤，

持久力
疲労に耐えながら運動を続ける力。

脳疲労
脳が疲労によって正常に働かなくなっている状態。

IADL：instrumental activities of daily living

傷病手当金
病気やけがのために会社を休み，事業主から十分な報酬が受けられない場合に支給されるもの。

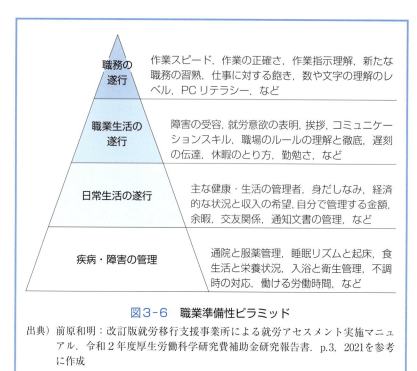

図3-6　職業準備性ピラミッド
出典）前原和明：改訂版就労移行支援事業所による就労アセスメント実施マニュアル．令和2年度厚生労働科学研究費補助金研究報告書．p.3，2021を参考に作成

　身だしなみなどの職業生活の遂行，日常生活の遂行，服薬管理や十分な睡眠など健康・体調の管理など職務遂行の前提となるスキルが身についていることが必要となる。前原による職業準備性ピラミッドの階層性を参考に，必要となる内容についてまとめる（図3-6）。

　① **疾病・障害の管理**　まず血圧，服薬，運動，睡眠などの健康管理，疲労管理が行えるように目標を設定する。退院時指導などで伝えるだけでなく，在宅生活での実行状況を確認する。

　② **日常生活の遂行**　金銭管理や通知文などの管理ができるかを確認する。通知文の管理では，傷病手当金の通知などの書類が届くため，きちんと対応できるかを確認し，できる限り自立して行えるよう支援を行う。

　③ **職業生活の遂行**　対象者が障害を理解し必要な対応をとることができるか，職場のルールを守れるかは仕事を行う上で必要である。休職中に試し出勤などを利用して実務の状況を確認する。

　④ **職務の遂行**　指示理解や作業のスピードや正確性，パソコン操作や文書作成などが含まれる。失語症がある場合，言語機能を駆使する高度な作業は難しい可能性がある。高次脳機能障害がある場合には一度にたくさんの情報を処理することが難しいため，メモをとる，録音して後で聞き直し確認するなどの工夫や，同僚の協力を仰ぐなど職場環境の調

整が必要となる。

3）復職・就労の実際―脳卒中の対象者を中心に
（1）復職・就労支援における現状
　日本は少子高齢化が進む中で，働き手の確保が年々深刻な課題となり，疾病を抱えた労働者の仕事と治療の両立を図っていくことがこれまで以上に求められる。

　図3-7に脳卒中発症後の経過と復職率のイメージを示す。初回発症の脳卒中患者の累積復職率は，発症6か月までの期間，発症1年～1年6か月までの期間の2つのピークがある。また，1年6か月という時期は傷病手当金の受給修了期限と一致し，復職時期には社会経済的要因が影響すると考えられる。

　佐伯らは，復職の促進要因と阻害要因を図3-8のように整理しており，性別や脳卒中病型は復職に直接影響しないと述べている。

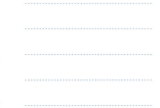

累積復職率
全体に占める復職した者の割合を合算したもの。

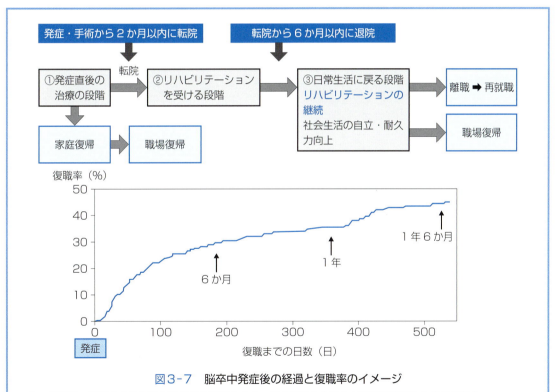

図3-7　脳卒中発症後の経過と復職率のイメージ

＊1　復職率：脳卒中を含む脳血管疾患の患者のうち，元の職場や会社などに職場復帰した患者の割合。
＊2　わが国の医療制度では，脳血管疾患の患者がリハ専門の病院（病棟）に転院（転棟）する場合には，発症または手術から2か月以内に転院（転棟）することと決められている。また，脳血管疾患の患者がリハ専門の病院（病棟）において入院可能な日数は最大150～180日と決められている。
出典）厚生労働省：事業場における治療と仕事の両立支援のためのガイドライン. 2024

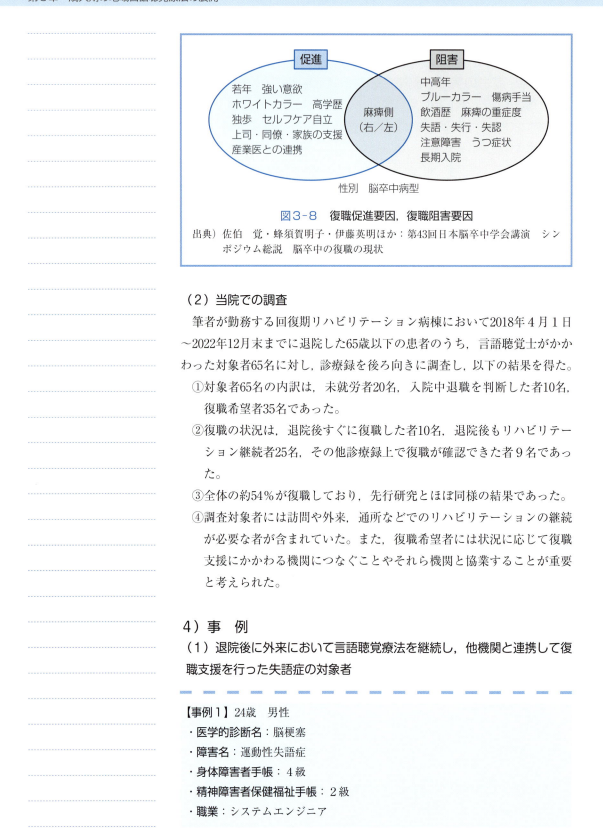

図3-8 復職促進要因，復職阻害要因
出典）佐伯　覚・蜂須賀明子・伊藤英明ほか：第43回日本脳卒中学会講演　シンポジウム総説　脳卒中の復職の現状

（2）当院での調査

筆者が勤務する回復期リハビリテーション病棟において2018年4月1日～2022年12月末までに退院した65歳以下の患者のうち，言語聴覚士がかかわった対象者65名に対し，診療録を後ろ向きに調査し，以下の結果を得た。

①対象者65名の内訳は，未就労者20名，入院中退職を判断した者10名，復職希望者35名であった。

②復職の状況は，退院後すぐに復職した者10名，退院後もリハビリテーション継続者25名，その他診療録上で復職が確認できた者9名であった。

③全体の約54％が復職しており，先行研究とほぼ同様の結果であった。

④調査対象者には訪問や外来，通所などでのリハビリテーションの継続が必要な者が含まれていた。また，復職希望者には状況に応じて復職支援にかかわる機関につなぐことやそれら機関と協業することが重要と考えられた。

4）事　例

（1）退院後に外来において言語聴覚療法を継続し，他機関と連携して復職支援を行った失語症の対象者

【事例1】24歳　男性
・医学的診断名：脳梗塞
・障害名：運動性失語症
・身体障害者手帳：4級
・精神障害者保健福祉手帳：2級
・職業：システムエンジニア

- 家族構成：一人暮らし
- 現病歴：就業中に脳梗塞を発症し，急性期病院に入院。リハビリテーションが実施された。運動障害や感覚障害は軽度であったが，運動性失語症を認めた。発症28日後に回復期リハビリテーション病棟に転院。発症150日後に自宅に退院した。
- ADL：自立。Barthel Index（BI）100点
- 利用サービス：(医療) 外来リハビリテーション（以下，外来リハ） 週2回（1回60分）（言語聴覚士）
- 言語聴覚療法評価（退院時）
  - 認知機能：著明な低下を認めない。
  - 言語機能：運動性失語症（軽度）。
  - 発声発語機能：著明な障害を認めない。
  - 摂食嚥下機能：著明な障害を認めない。
- 目標設定
  - 長期目標：復職。
  - 短期目標：
    ①体力向上を図り，公共交通機関を利用してスムーズに外出でき，行動範囲の拡大を図る
    ②血圧などの健康管理の安定
    ③脳疲労への対応の確立
    ④作業耐久性の向上（パソコン操作実施時間を徐々に延長する）
    ⑤文章作成能力の向上（日記作成，読書感想文作成）
- 復職までの会社側との調整および関連機関との連携
  - 第1回目（入院中）の会社側との打ち合わせ会議を開催し，本人・家族，会社側の担当者が出席した。医師から病状の説明，看護師から病棟生活の様子，リハビリテーションスタッフから日常生活および退院後に想定される課題，外来リハにおける復職に向けた支援の継続希望を報告した。復職を目標とすることで合意した。
  - 退院後は会社側の保健師と情報交換をしながら調整を繰り返した。同時に，都道府県障害者職業センターに職業評価などを目的に通うことを提案し，復職に向けてジョブコーチ導入の調整を開始した。
  - 第2回目（発症170日）の会社側との打ち合わせ会議では，各担当者の復職に向けた活動の進捗状況および配慮すべき点を報告し，復職に向けて方針を決定した。

    > 発症200日頃には，適度の運動，血圧測定，服薬などの健康管理を安定して行う，公共交通機関の利用や余暇活動を楽しむ，友人や家族と外出するなどを行うようになった。

  - 第3回目（発症220日）の会社側との打ち合わせ会議では，日常生活の過ごし方や課題の実施状況を報告した。会社側から復職に際しては「基本情報技術者試験」の合格が必要と提案があり，試験勉強の必要があるこ

作業耐久性
作業を問題なく継続して行う力。

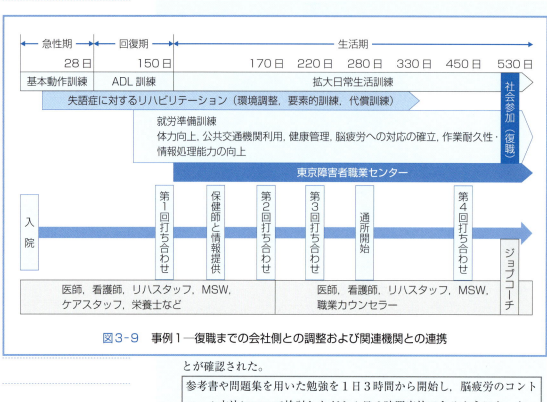

図3-9 事例1―復職までの会社側との調整および関連機関との連携

とが確認された。

> 参考書や問題集を用いた勉強を1日3時間から開始し，脳疲労のコントロール方法について検討しながら1日6時間実施できるようになった。

・発症300日頃，障害者職業センターへ通所を開始した。厚生労働省編一般職業適性検査，パソコン操作評価などを受けた。たくさんの説明を聞いて理解することや自分の意見を述べることに難しさを認めた。

> 発症420日頃，上記の試験に合格した。

・第4回（発症450日頃）の会社側との打ち合わせ会議では，復職に向けて具体的な打ち合わせを行った。「脳疲労による作業中のミスが増える」や「周囲の刺激に気が散って落ち着かない」との状況にあることを報告した。復職後は週5日出勤とし，配置を一部変更した上で，作業量を軽減し，適宜休憩をとることを会社側に確認した。

> 発症539日頃，ジョブコーチ支援を受けながら復職した。

・まとめ

回復期リハビリテーション病棟入院中から復職に向けて会社側との複数回の打ち合わせを行い，調整を図った。退院後は外来において言語聴覚療法を継続しつつ，障害者職業センターを利用し，両機関が連携しながら復職支援を行った。会社側が条件とした「基本情報技術者試験」に合格したが，残存する失語症などによる業務への影響について会社側に説明し，理解を得るよう努めた。配置転換を行い，作業量の調整や休憩のとり方を工夫することで労働環境を整え，ジョブコーチの支援を受けながら復職を果たした。

MSW：medical social worker

（2）退院後，介護保険サービスを利用しながら復職支援を行った高次脳機能障害の対象者

【事例2】63歳　男性
- **医学的診断名**：くも膜下出血
- **障害名**：高次脳機能障害（注意障害）
- **身体障害者手帳**：3級
- **精神障害者保健福祉手帳**：2級
- **介護度**：要介護2
- **職業**：会社役員
- **家族構成**：弟との二人暮らし
- **家屋状況**：都営住宅5階（エレベーターなし）
- **現病歴**：くも膜下出血を発症し急性期病院に入院し，リハビリテーションを受ける。発症50日で回復期リハビリテーション病棟に転院する。明らかな麻痺などの運動障害は認めないが，注意障害が残存し，病識の低下を認めた。退院直前には複雑な机上課題に取り組めるようになったが，屋外歩行や公共交通機関の使用訓練では赤信号を渡る，違うバスに乗っても気づかないことがあった。通院が難しいため，訪問リハを利用して言語聴覚療法を継続することとし，発症139日で自宅に退院した。
- **ADL**：おおむね自立　Functional Independence Measure（FIM）117/126点
- **利用サービス**：訪問リハビリテーション（言語聴覚士，理学療法士）（各週1回），訪問看護（週1回），通所介護（週1回）
- **言語聴覚療法評価（退院時）**
  - 認知機能：高次脳機能障害（注意障害）。
  - 言語機能：著明な低下を認めない。
  - 発声発語機能：著明な低下は認めない。
  - 摂食嚥下機能：著明な低下は認めない。
- **目標設定**
  - 長期目標：復職
  - 短期目標
    ①健康管理の自立
    ②買い物・公共交通機関の利用の自立
    ③会社との連絡・確認の自立
    ④作業耐久性・正確性の向上
- **プログラム**
  - **訪問看護師**：定期的な服薬・血圧測定値を携帯電話に入力することを徹底する。
  - **理学療法士**：屋外歩行訓練，公共交通機関の利用訓練をする。
  - **言語聴覚士**：パソコン入力訓練（情報処理能力の向上），パソコンを使用

第3章　成人期の地域言語聴覚療法の展開

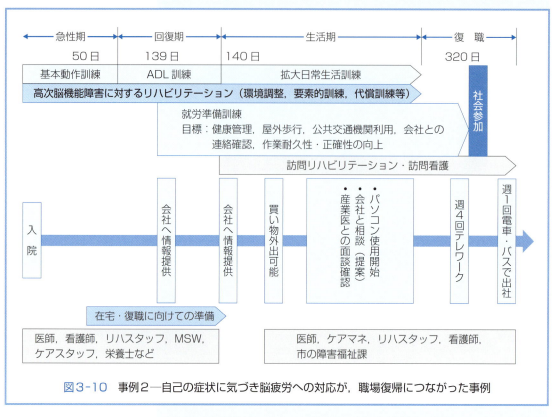

図3-10　事例2―自己の症状に気づき脳疲労への対応が，職場復帰につながった事例

した文章作成訓練（1日，1週間単位で振り返った内容），会社側との連絡手段の工夫と定期報告の確認をする．

・復職までの支援および訓練経過

・発症180日：買い物や公共交通機関を使用した外出を安定して実施できるようになる．

・発症200日：会社で使用するパソコンなどの環境を整えるなどの仕事の準備，産業医との面談を会社側に提案する．

・発症210日：会社で使用するパソコンが届き，会議録の確認や連絡などのパソコン操作を行う作業耐久性が向上したため，脳疲労への対応の確立を目標に，半日のパソコン作業課題を開始する．入力ミスは減少し，自ら適度に休みをとるなどの対策がとれるようになってくる．

・発症320日：週4日（うち，テレワーク3日，出社1日）で復職し，残り1日は介護サービスの利用を継続した．

・発症380日：言語聴覚士の訪問リハは終了し，理学療法士の訪問リハ，訪問看護，通所介護は継続した．

・まとめ

復職を長期目標として，複数の介護保険サービスを利用し復職を果たした．訪問リハを利用した言語聴覚療法では，パソコンの使用を訓練して，半日

の作業継続ができるようになるとともに，徐々に自己の高次脳機能障害に気づくようになった。その後は入力ミスが減少し，適度に休みをとるなどの対応が自らできるようになったことで作業効率を維持しながら業務を遂行できるようになったことが，復職につながった。

❹ 生活の安定と継続

「重度な要介護状態となっても住み慣れた地域で自分らしい暮らしを人生の最後まで続けること」は，地域包括ケアシステムの理念であり，成人期の地域言語聴覚療法の目標のひとつである。ここでは，疾患の進行や加齢に伴い生活機能が低下した場合に適時適切に対応し，生活の安定を保ち在宅生活を継続するための支援について説明する。

1）生活の安定と継続を支える制度

（1）在宅における医療提供体制

「治し，支える医療」において，在宅医療は「支える」役割を担っており，医療技術の発展を背景に，在宅患者の医療ニーズは多様化・重度化している。それら医療ニーズを有する人が在宅で生活するためには，医療に加え介護や生活支援などの福祉などが連携する支援体制が必要である（図3-11）。

かかりつけ医とは，「何でも相談できる上，最新の医療情報を熟知して，必要なときには専門医，専門医療機関を紹介でき，身近で頼りになる地域医療，保健，福祉を担う総合的な能力を有する医師」と定義され，その役割として，日常の診療や診療時間外の診療，地域住民との信頼関係の構築が期待されている。

在宅療養支援診療所（在支診）は，24時間連絡を受ける医師または看護職員を配置し，他の保険医療機関の医師と連携しつつ，その診療所が中心となって，患家の求めに応じて24時間往診が可能な体制を確保していることなどが要件となる。一方，在宅療養支援病院（在支病）は，在支診と同様の要件を満たす病院である。2020（令和2）年度には，在支診が14,615か所，在支病が1,546か所と数を増やしている。

一方，訪問看護ステーションも在宅医療を担う機関のひとつであり，2020（令和2）年度には医療保険で訪問する事業所数が11,612か所，介護保険で訪問する事業所が10,879か所となっている。このうち，常勤看護職員数や重症度の高い利用者の受け入れ数，ターミナルケアの実施状況，地

治し，支える医療
高齢化によって複数の慢性疾患を抱えながら地域で暮らす人が増加する中で，治療した後も介護等と連携して患者の生活を支えていく医療。

往診
患者の要請に応じ，その都度，患者宅を訪問し診療を行うものである。ちなみに訪問診療は患者宅に計画的・定期的に訪問し，診療を行うもの。

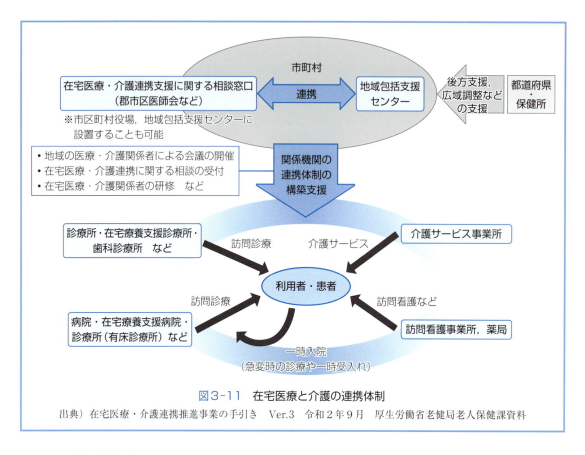

図3-11 在宅医療と介護の連携体制
出典）在宅医療・介護連携推進事業の手引き Ver.3 令和2年9月 厚生労働省老健局老人保健課資料

域における人材育成などの要件を満たす機能強化型もある。

在宅医療と介護保険サービスの連携強化は，地域包括ケアシステム構築のひとつの柱である。高齢者の場合，加齢に伴う心身機能の衰えから，日常的に医療や介護が必要となり，急変時の入院を想定した支援体制が必要となる。図3-12に，高齢者の状態像が，自立から事業対象者，要支援，要介護へと変化し，やがて人生の最終段階にいたるまでの長期的な経過とその間の医療，介護の利用イメージを表す。

（2）リハビリテーションマネジメント

リハビリテーションマネジメントは介護保険におけるリハビリテーションを実施する上で基礎をなしている。訪問および通所リハビリテーションでは，調査（survey），計画（plan），実行（do），評価（check），改善（action）（SPDCA）のサイクルを構築し，心身機能，活動および参加についてバランスよくアプローチするリハビリテーションが提供できているかを継続的に管理する（図3-13）。計画立案の際，リハビリテーション会議（リハビリテーションカンファレンス）を招集し，ケアマネジャーや居宅サービスを担う他の事業所に，日常生活上の留意点，介護の工夫などの情報伝達を行う。

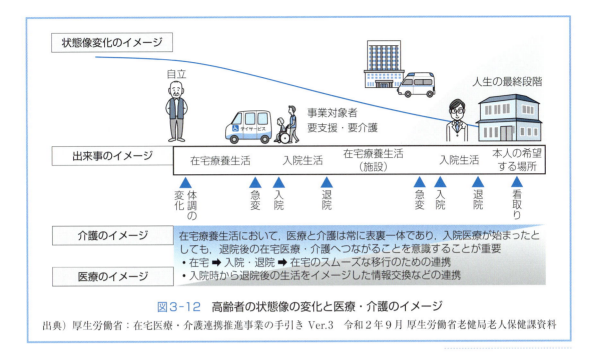

図3-12 高齢者の状態像の変化と医療・介護のイメージ
出典）厚生労働省：在宅医療・介護連携推進事業の手引き Ver.3 令和2年9月 厚生労働省老健局老人保健課資料

（3）認知症ケアパス

　認知症の人が住み慣れた地域で安心して暮らし続けるためには，認知症の人の状態変化に応じて必要な医療・介護などの従事者が連携ネットワークを形成し，効果的な支援を行う必要がある．認知症ケアパスは，認知症の人やその家族が，いつ，どこで，どのような医療や介護サービスが受けられるか，認知症の人の様態に応じたサービス提供の流れを地域ごとにまとめたものである（図3-14）．連携をとる際には，医療・介護関係者間の情報共有のツールとして，地域の実情に応じた認知症情報連携シートの活用が進められている．

　図3-14に示されている認知症ケアにかかわる主な機関などを以下に説明する．

　① 認知症短期集中支援チーム　地域包括支援センターなどに設置され，複数の専門職で構成されており，認知症が疑われる人や認知症の人およびその家族を訪問し，観察・評価を行った上で，家族支援などの初期の支援を包括的かつ集中的に行い，自立生活を支援する．

　② 認知症地域支援推進員　地域包括支援センター，市町村，認知症疾患医療センターなどに配置され，認知症疾患医療センターを含む医療機関や介護サービスおよび地域の支援機関の間の連携を図るための支援や，認知症の人やその家族を支援する相談業務などを行う．

　③ 認知症カフェ　認知症の人やその家族が地域の人や専門家と相互に情報を共有し，お互いを理解し合う場．

認知症情報連携シート
認知症の人に対し，症状の進行に応じて適切な治療やケアが継続して行われるよう，医療・介護・福祉などの多職種が連携しながら円滑に支援を進めるための情報共有ツール．

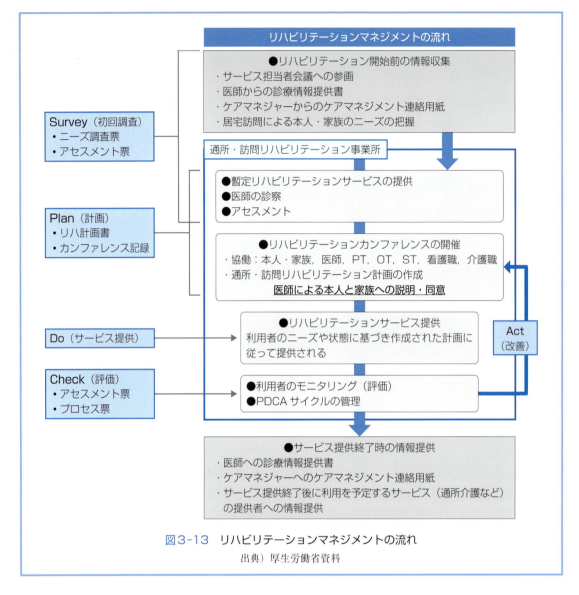

図3-13　リハビリテーションマネジメントの流れ
出典）厚生労働省資料

認知症サポーター
認知症に対する正しい知識と理解をもち、地域で認知症の人やその家族に対してできる範囲で手助けする者。全国で養成が進んでおり、2023（令和5）年12月31日時点で、1,500万人に達している。

行動心理症状（BPSD）
記憶や言語など脳機能の低下を直接示す中核症状に伴って現れる精神・行動面の症状。中核症状に対し、周辺症状とも呼ばれる。

④　**チームオレンジ**　認知症サポーターなどができる範囲で手助けを行うという活動の任意性は維持しつつ、認知症の人やその家族の支援ニーズに合った具体的な支援を行うために地域で構築される。

⑤　**認知症疾患医療センター**　地域の認知症に関する医療提供体制の中核として、かかりつけ医や地域包括支援センターなどの関係機関と連携し、地域の介護・医療資源などを有効に活用するためのネットワークづくりを進めるとともに、認知症の速やかな鑑別診断、診断後の対象者・家族へのフォロー、症状増悪期の対応、行動心理症状（BPSD）や身体合併症に対する急性期医療、BPSD・せん妄予防などのための継続した医療・ケア体制の整備などを行う。

BPSD：behavioral and psychological symptoms of dementia

Ⅰ．ライフステージに応じた言語聴覚士のかかわり

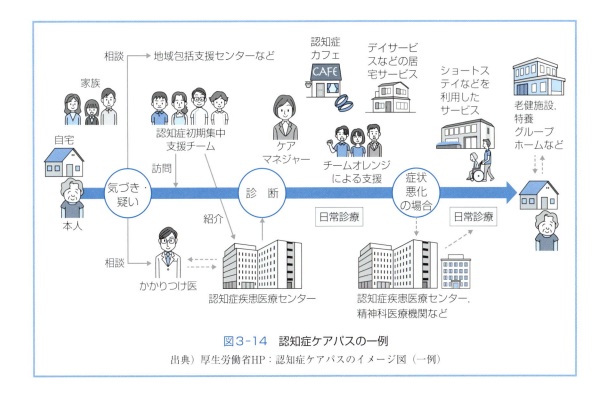

図3-14　認知症ケアパスの一例
出典）厚生労働省HP：認知症ケアパスのイメージ図（一例）

⑥　**認知症サポート医**　かかりつけ医の認知症対応力を向上させるための研修やかかりつけ医の認知症診断などに関する相談役などの役割を担う医師。

　日本言語聴覚士協会が行った調査[1]では，言語聴覚士が行う認知症の人の支援にかかわる地域貢献活動として，①認知症カフェ，②認知症サポーターキャラバン，③地域住民向け講習会の企画開催，④地域専門職向け講習会の企画開催，⑤家族会に対する支援，⑥介護予防事業への参画にかかわる取り組みが行われている。

（4）障害者総合支援法に基づく支援

　障害者総合支援法には，前身である障害者自立支援法が身体障害者，知的障害者，精神障害者（発達障害者を含む）を対象としていたところに，一定の難病（「難治性疾患克服研究事業」の対象である130疾患）と関節リウマチが加わった。18歳以上の場合，その状態に応じて介護給付や訓練等給付（第2章第Ⅱ節（p.36）参照），難病相談支援，医療費の助成，補装具や日常生活用具の給付等を受けることができる。

①　**難病相談支援**　難病患者・家族の支援のために都道府県ごとに窓口が設置されており，疾病に関する相談や医療費，患者会などについての相談に応じている。

②　**医療費の助成**　指定難病に該当する場合，自己負担限度額表に基

指定難病
国が治療や研究を進めている希少な難治性の疾患の総称。

> **所得税課税年額**
> 1年間に得たすべての所得を合計し，基礎控除などの各種の控除を差し引いた課税される所得金額に所得税率をかけて算出した金額。市町村民税の課税状況で確認できる。

づき，生計中心者の前年の所得税課税年額に応じて入院費や外来などでかかる医療費を助成する。

　③　**補装具や日常生活用具の給付**　重度障害者の日常生活が円滑に行われるための用具を給付または貸与する。具体的には，電気式痰吸引器や補聴器，電気式人工喉頭，意思伝達装置が含まれる。実際に申請する際には，居住自治体への事前の確認を行い，支給にかかる期間などを把握する。

2）生活の安定と継続を支える上での原則とプロセス

　地域言語聴覚療法の対象者は必ずしも機能回復を目指す人ばかりとは限らない。生活機能の予後については，疾患や障害の特性および年齢などの個人因子を含めて中長期的な見通しをもち，その段階に応じた目標を設定する。見通しを立てる上で役立つ考え方としては，脳卒中モデルや廃用症候群モデルといったリハビリテーションのモデルがある。

　脳卒中モデルとは，発症に伴って急激に生活機能が低下するが一定の機能回復が期待され，脳卒中や骨折がこれに含まれる。リハビリテーションは，発症直後の急性期から開始し，回復期には自宅復帰を目指して集中的に実施する。退院の時期には機能回復は緩やかとなるが，生活環境への適応を目指すとともに，日常的に自主訓練を行うなど生活機能を維持・向上していけるよう，期間を定めて計画的にリハビリテーションを行う（図3-15）。

　一方，廃用症候群モデルとは，生活機能が徐々に低下するもので，変形性関節症により活動が制限されることで廃用症候群を生じる場合がこれにあたる。生活機能の低下は緩やかであるが，様々な要因が引き金となって，段階的に生活機能が低下すると考えられる。その場合，生活機能の低下が軽度であるうちに発見し，リハビリテーションを開始することが有効とさ

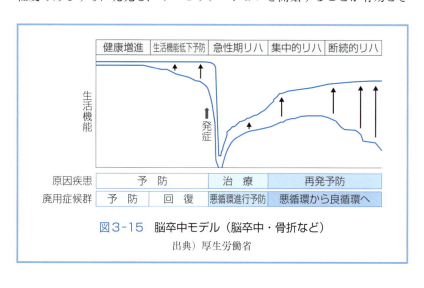

図3-15　脳卒中モデル（脳卒中・骨折など）
出典）厚生労働省

I．ライフステージに応じた言語聴覚士のかかわり

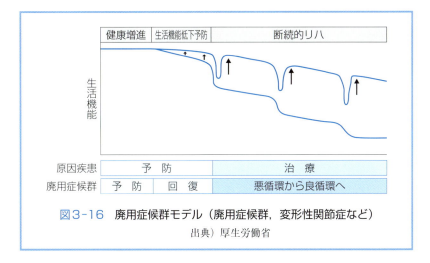

図3-16　廃用症候群モデル（廃用症候群，変形性関節症など）
出典）厚生労働省

予備能力
通常の状態からストレスが加わったときに対応できる潜在能力（予備力）をいう。加齢に伴って低下し，少しのストレスをきっかけに機能低下や病気を生じやすい状態になると考えられている。

れる。また漫然と継続するのではなく，必要なときに期間を定めて計画的に実施し，モニタリングを行うことで低下を予防することが重要となる（図3-16）。

このようなモデルを念頭に置き，見通しをもつことで，変化を早期に発見しそれらに応じた適時適切なリハビリテーションを提供することで，在宅生活の安定を保つことにつながる。

進行性の疾患では心身機能を定期的に評価し，その結果を主治医に報告し指示を仰ぐとともに，支援チームで共有し，各々が目標に向けて支援を行う。言語聴覚士は機能低下をできる限り緩やかにするとともに，二次的障害の予防を目的に機能訓練を行う。それと並行して支援機器の利用や介助方法の工夫などを組み合わせて自立性を維持するとともに，介護負担の軽減を図るよう支援する。

一方，高齢者の加齢に伴う心身機能の変化は予備能力の低下ととらえることができる。「楽にできていたことができなくなった」または「億劫になった，やらなくなった」など生活のしづらさを放置することで生活範囲が狭まり活動量が減少すると考えられる。その結果，廃用性低下をきたし，介護が必要となるケースは少なくないことに留意する。

（1）高齢者に対する適切な医療提供の指針

日本老年医学会が他団体と共同で作成した「高齢者に対する適切な医療提供の指針」[2]は，医療従事者が高齢患者に対して適切な医療提供を行うことを目的として作成されている。

① 高齢者の多病と多様性　　高齢者の病態と生活機能，生活環境をすべて把握する。

② QOL維持・向上を目指したケア　　生活機能の保持，症状緩和などによりQOLの維持・向上を目指す。

意思決定
自ら意思を決定すること。その支援は日常生活や社会生活に関して自らの意思が反映された生活を送ることができるようにするもので、本人の意思の確認や意思および選好の推定、最後の手段として第三者による本人にとっての最善の利益のための検討を含む。

③ **生活の場に則した医療提供**　患者のQOL維持に生活の場の問題は重要であり、適切な医療提供の場を選択する。さらに、医療提供の場を変更する際に生じる問題を理解し、予防に努める。

④ **高齢者に対する薬物療法の基本的な考え方**　有害事象や服薬管理、優先順位に配慮した薬物療法を理解し、実践する。

⑤ **患者の意思決定を支援**　意思決定支援の重要性を理解し、医療提供の方針に関して合意形成に努める。

⑥ **家族などの介護者もケアの対象に**　家族をはじめとした介護者の負担を理解し、早期に適切な介入を行う。

⑦ **患者本人の視点に立ったチーム医療**　患者もチームの一員であることを理解し、患者本人の視点に立った多職種協働によるチーム医療を行う。

3）生活の安定と継続の支援の実際

　生活機能の見通しは、医学的情報や評価結果だけでなく、生活歴、生活習慣などを総合的に判断する。そのためには支援にかかわる者同士が情報を持ち寄り、見通しを共有した上で目標を立て、リハビリテーションを含めた支援計画を立案し、役割を分担する。進行性疾患の人については、事前に対象者や家族が主治医からどのような説明を受けているかを把握しておく。

（1）経過観察と変化の早期発見（モニタリング）

　生活機能の変化をより早く発見できるよう経過観察（モニタリング）する体制を整える。再評価を行う時期は必ずしもリハビリテーション計画の見直しの時期だけでなく、見通しに沿って設定する。

　生活機能をモニタリングする評価者は必ずしも言語聴覚士である必要はない。あらかじめケアマネジャーや他職種とモニタリングのポイントを共有し、必要に応じて評価指標や評価方法を使用できるようにしておく。対象者や家族が感じる気づきや違和感は、生活機能の変化をとらえる上で有用である。生活状況を丁寧に聞き取る中で、生活上の量的・質的変化を把握するとともに、その変化にかかわる要因や出来事について情報を収集し対応の手がかりを得る。表3-2には高齢者が在宅生活において困難を生じうる要因の例をあげる。

　モニタリングの結果、進行や悪化が疑われる場合には、速やかに主治医やケアマネジャーに報告し、訓練や支援計画の見直しを検討する。

（2）変化に対する準備・早期対応（メンテナンス）

　速やかに対応するために、あらかじめ見通しに沿って準備しておく。例えば、補装具や日常生活用具などは市町村への申請が受理され、支給され

表3-2 高齢者の在宅生活の安定や継続を困難にする可能性のある要因

- 一時的な体調悪化を引き起こす疾病に罹患する（例：インフルエンザ，新型コロナウイルス感染症など）
- 栄養量や水分量の管理が不十分で，気づかないうちに体重が減少し，低栄養や脱水を起こしていた
- 義歯を何らかの理由で使って（使えて）いないことにより，それまで十分に咀嚼し安全に食べられていた食事が，十分咀嚼できないことにより誤嚥や窒息をしてしまった
- 薬の飲み忘れや飲み間違いにより体調に変化があり，それまでの生活が難しくなる
- 家族の体調不良や介護サービススタッフの交代などにより，それまで行っていた活動が行えなくなっていた（例：定期的な離床や外出など）
- 友達や近隣住民との交流がなくなり，コミュニケーションの機会が減少したり，家に閉じこもることが増えていた
- 大切にしていたペットと死別したことで，何日も落ち込んでやる気が出ないでいる

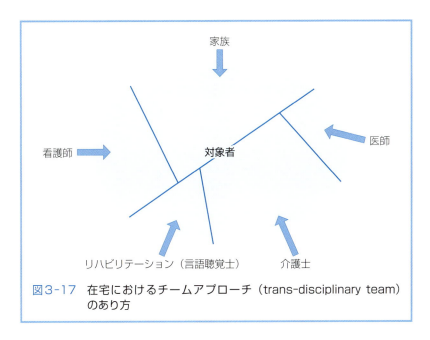

図3-17 在宅におけるチームアプローチ（trans-disciplinary team）のあり方

るまでの一定の期間を要すことを考慮する。

（3）チームづくりと支援体制の構築

在宅においては専門職がかかわる時間を十分に確保することは難しく，時に職種の専門領域を超えたチームアプローチ（図3-17）が必要となる。

対象者の状態変化に応じて速やかに対応できるよう配慮した上で，チーム内で事前に役割分担を行っておく。必要に応じて主治医の診察を勧め，医師の指示に基づいて適切に対応する。生活上の工夫や介護・福祉サービスなどの調整で対応できる場合には，介護サービスなどの担当者間で対応方法を検討するとともに，ケアマネジャーを中心に介護サービス計画を見直し，修正を行う。

4）事　例

【事例】 50歳代後半　男性
- 医学的診断名：筋萎縮性側索硬化症（ALS）
- 介護度：要介護5
- 身体障害者手帳：1級
- 家族構成：内縁の妻と同居
- 家屋環境：持ち家の一軒家（住宅改修済み）
- 生活歴：病前は美術教師をしていたが，ALS発病後退職。
- 現病歴：50歳代前半でALSを発病し，3年が経過している。上肢の筋力低下から始まり徐々に下肢の筋力も低下し，初回評価時には手指がわずかに動かせる程度である。
- ADL：全介助　Barthel Index（BI）0点
- 利用サービス
  - 医療：訪問看護（理学療法士のリハビリテーションを含む）
  - 介護：訪問介護，訪問入浴，訪問リハ（言語聴覚士），福祉用具貸与（介護ベッド）
- 言語聴覚療法評価（初期）
  - 認知機能：著明な低下を認めない（HDS-R　25/30点）
  - 言語機能：著明な低下を認めない。
  - 発声発語機能
    運動障害性構音障害を認める。
    最長呼気持続時間は3秒程度と低下を認める。
    最長発声持続時間は3〜4秒程度で嗄声が顕著であり，有声発声困難。
    軟口蓋挙上は不十分で，鼻咽腔閉鎖機能不全を認める。
    舌の萎縮，筋力低下を認めるが構音運動はおおむね可能。
    プロソディーは声の高さの平板化を認める。
    発話明瞭度：3.0（話題を知っていればわかることがある）
    自然度2（やや不自然な要素がある）
- コミュニケーション能力：囁き声となるが対面で何とか可能。聞き手の誘導と推測を必要とする。重度障害者用意思伝達装置「伝の心」（株式会社日立ケーイーシステムズ）は基本操作が可能で，事前に長文の入力をしておくなど自立して使用する（図3-18）。左手指を動かし，袋式スイッチを用いて入力を行う（図3-19）。
- 摂食嚥下機能：摂食嚥下障害を認める。
  - 摂食嚥下グレード：Gr.5（一部経口摂取が可能）
  - 摂食状況のレベル：Lv.4（楽しみレベルで食べるが，代替栄養が主体）
  - 栄養方法：胃ろうと経口摂取の併用（本人の食べたいものを少量経口摂取する）
- その他：ナースコールを設置し，家族を呼ぶ。吸引には家族の介助を要する。

ALS：amyotrophic lateral sclerosis　　HDS-R：Hasegawa dementia scale-revised

Ⅰ. ライフステージに応じた言語聴覚士のかかわり

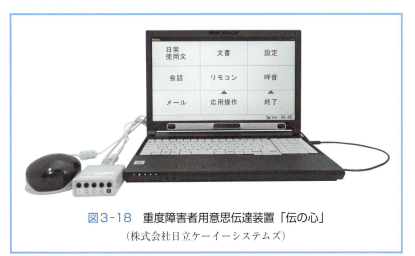

図3-18 重度障害者用意思伝達装置「伝の心」
（株式会社日立ケーイーシステムズ）

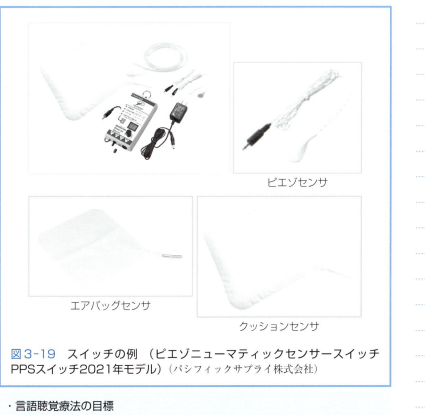

ピエゾセンサ

エアバッグセンサ

クッションセンサ

図3-19 スイッチの例（ピエゾニューマティックセンサースイッチ PPSスイッチ2021年モデル）（パシフィックサプライ株式会社）

> 胸郭可動性
> 胸郭は鎖骨，肋骨，胸骨，胸椎，肩甲骨で構成されており，呼吸に伴う拡張と収縮の動き。

・言語聴覚療法の目標
　・本人の望む在宅生活の継続。
　・誤嚥性肺炎の予防と呼吸機能の維持。
　・コミュニケーション手段を確保し，意思を家族などに伝達できる。
・経過および言語聴覚療法プログラムの変化
　・第1期：誤嚥性肺炎の予防と呼吸機能の維持を図るため，嚥下機能維持を目的とした徒手的舌骨上筋群トレーニングの実施と，胸郭可動性の維

99

持と喀痰を目的とした呼吸リハビリテーションは訪問看護の理学療法士と協力して実施した。家族や介護スタッフとの会話機会を確保し，発声を促す指導を行った。

3か月後，痰の増加，および呼吸状態の悪化により緊急入院したが気管切開と人工呼吸器装着の状態で，再び自宅に退院する。

・第2期：人工呼吸器装着となり，「伝の心」の使用方法を習得し設置した。日常的コミュニケーションでは口形を読み取る方法を用いていたが，思うように伝わらなかった。比較的残存していた構音動作能力を活用し電気式人工喉頭（図3-20）を用いた発話方法を本人・家族や主治医，ケアマネジャーに提案し試行することになった。医師の指示に基づき，デモ機を使用して評価を行い，発話明瞭度3.0～3.5程度と実用性が確認された。主治医に報告し，電気式人工喉頭（日常生活用具）の申請書と主治医意見書を市町村窓口に提出し，後日給付された。

日常的に使用を開始すると，人工呼吸器などの機器の動作音と重なることで聞き取りにくいことがわかった。使用位置を変えるなど使用条件を微調整し，家族や介護スタッフと共有することで利用を継続することができた。対面での訓練以外の時間には，本人の考えた内容を「伝の心」に入力しておき，後日電気式人工喉頭を用いて口頭で伝達する方法をとるようになっていった。

・第3期：確立したコミュニケーション手段を用いて，今後の生き方について家族と話す機会を重ねた。本人より「急変時には救急搬送はせず，自宅で最期を迎える」との意思表明があり，リハビリテーション会議を通じて，家族，主治医，支援スタッフに伝達され，共通認識をもつことができた。

本人の「死ぬ前にもう一度花見に行きたい」という希望を実現するために，家族と主治医，支援スタッフで協議を行った。言語聴覚士の訪問時に本人の意向を詳しく聴取し，その内容を家族，主治医，ケアマネジャーなどと共有しながら，訪問看護と協力し介護タクシーを使用して移動すること，

> **喀痰**
> 気道粘膜からの分泌物を咳などにより体外に喀出すること。

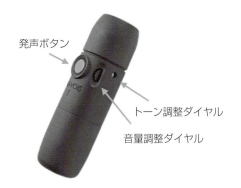

図3-20　実際に使用した電気式人工喉頭ニューボイスⅠ
（センシンメディカル株式会社）

ポータブル型人工呼吸器を使用することを準備してきたが，本人が逝去し実現することはなかった．

・まとめ

ALSの利用者に対して言語聴覚士が継続して訪問リハビリテーションを行った．生活場面や状態の変化に応じて，最良のコミュニケーション方法を模索しながら，本人の意思を尊重しつつ，家族や他職種と協働して課題の解決を図った．最後の希望を実現することは叶わなかったが，実現を目指すプロセスを本人の意思を受け止めつつ進めることで，本人の尊厳を大切にしながら在宅生活の継続を支援した．

⑤ 終末期のかかわり

日本は諸外国に例をみないスピードで高齢化が進み，多死時代を迎えようとしている．人生最後の時期をどこでどのように過ごすか，対象者・家族の選択を尊重し，かかわる医療・介護・福祉従事者の役割が整理されつつある．ここでは，高齢期の看取りを中心に，終末期の言語聴覚士のかかわりについて説明する．

1）終末期を支える制度

超高齢社会を迎えるにあたり医療やケアの提供に関するガイドラインが整備されてきた．

日本老年医学会は2012（平成24）年6月に「高齢者ケアの意思決定プロセスに関するガイドライン 人工的水分・栄養補給の導入を中心として」を公表し，現場の医療・介護・福祉従事者が人工的水分・栄養補給法の導入をめぐって適切な対応ができるよう指針を示している．

さらに，厚生労働省は2007（平成19）年に取りまとめた「終末期医療の決定プロセスに関するガイドライン」を公表したが，高齢多死社会の進展に伴って2015（平成27）年に「人生の最終段階における医療の決定プロセスに関するガイドライン」に名称を変更した．さらに2018（平成30）年に改訂し，「人生の最終段階における医療・ケアの決定プロセスに関するガイドライン」を公表し，人生の最終段階における医療・ケアのあり方や方針の決定手続きについてまとめている．

自宅など住み慣れた生活の場で終末期を過ごすことができるよう，在宅医療と介護を一体的に提供する体制整備が重要な課題となっている（図3-21）．以前はターミナルケアという言葉には緩和医療のイメージがあったが，近年では高齢者の看取りにかかわるケアも想定されている．

多死時代
高齢化の進展により死亡者数が急増し，年間150万人以上が亡くなる時代．

超高齢社会
65歳以上の高齢者の割合が人口の21％を超えた社会．日本では，2022（令和4）年に29％を超えた．

人工的水分・栄養補給法
AHNとも表現され，一般的に経管栄養法や静脈栄養法をさす．

緩和医療
生命を脅かす疾患による問題に直面している患者とその家族に対して，疾患の早期より痛み，身体的問題，心理社会的問題，スピリチュアルな問題に関して，きちんとした評価を行い，それが障害とならないように予防したり，対処することでQOLを改善するためのアプローチである（WHO 2002）．

看取り
高齢者や病気のある人が自然に亡くなるまでの時期を見守ること．

AHN：artificial hydration and nutrition

ターミナルケア加算
死亡日および死亡日前の一定期間以内にターミナルケアを行った場合に算定する加算。

老　衰
高齢者で他に記載すべき死亡の原因がない，いわゆる自然死の場合に用いられる。2018（平成30）年厚生労働省の公表では，死因の第3位となった。

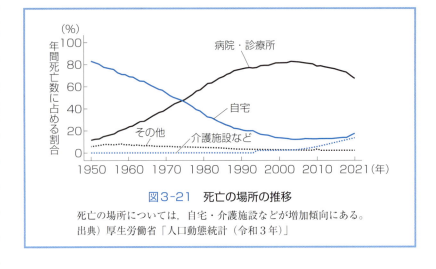

図3-21　死亡の場所の推移

死亡の場所については，自宅・介護施設などが増加傾向にある。
出典）厚生労働省「人口動態統計（令和3年）」

　2006（平成18）年に訪問看護において在宅における24時間体制での看取りへの対応が診療報酬で評価（ターミナルケア加算）されて以降，介護施設でも終末期のかかわりを介護報酬で評価（ターミナルケア加算）されるようになり，病院以外の在宅や介護施設での看取りにかかわる医療・ケアの提供体制の整備が進んでいる。

2）終末期にかかわる上での原則とプロセス

　人は健康なまま生涯を終えることはまれで，健康を損ねてもまた健康な状態に回復し，それを繰り返す。その中で健康な状態に回復する見込みがなく，死を迎えることが間近だと判断された時期が終末期である。がんなどの進行性の疾患で根治の難しい状態にある場合だけでなく，高齢者の老衰を含め，様々な終末期のかかわりがある。医療技術が進歩した現代において，終末期の判断はよりいっそう難しいものになっている。

　Lunneyらは高齢者が死にいたる軌跡について疾患が同じであればそのプロセスは類似しており，4つに大別されると報告した（図3-22）。

　前述のガイドラインには，医師などの医療従事者から適切な情報の提供と説明がなされること，それに基づいて対象者が医療・介護・福祉従事者や家族などと十分な話し合いを行い，対象者による意思決定を基本とした上で意思に沿った人生の最終段階における医療・ケアを進めることが最も重要であると記されている。さらに，対象者の意思は変化し得るものであることを踏まえ，対象者との話し合いは繰り返し行われること，対象者が自らの意思を伝えられない状態になる可能性があることから，この話し合いに先立ち，対象者は特定の家族などを自らの意思を推定する者として前もって定めておくこと，できることなら対象者が元気で自分の意思を明ら

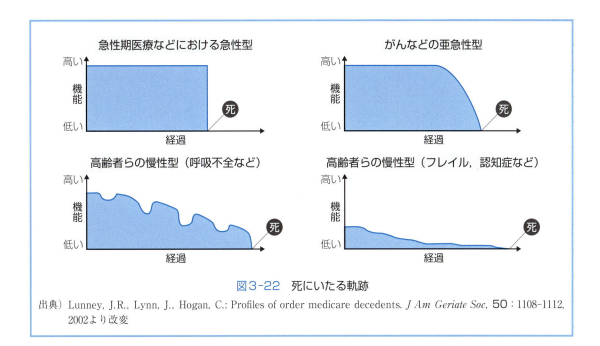

図3-22 死にいたる軌跡

出典）Lunney, J.R., Lynn, J., Hogan, C.: Profiles of order medicare decedents. *J Am Geriate Soc,* **50**：1108-1112, 2002より改変

かにできるときからかかりつけ医やその家族などが繰り返し話し合いを行うことが重要としている。

♪ 終末期に向き合って感じること ♪♪

　高齢化が進む日本では最近「終末期」「看取り」「死」などの言葉をよく耳にする。病院ではない場面で最期を迎える人も増えている。生活の場で亡くなるときに看護・ケアするのは家族や支援者だ。しかし日常生活の中で，人がどのように弱り，死を迎えるかを知っている人は少ない。そのような中死について説明したり語り合ったりする機会が増えてきているように思う。例えば，先日筆者の子どもが中学校から「人として最期を迎えるとき」というリーフレットを持って帰ってきた。授業で終末期について習った，というのだ。また町の書店で看取りをテーマにした絵本が売られていて驚いたこともある。訪問言語聴覚士として活動していると，少し前に元気に会話した方が数日後に突然亡くなる，ということも時にある。

　死とはそれほど生きている今とかけ離れたものではなく，日常生活の先にさりげなく続いているものかもしれない，と訪問言語聴覚士になってから筆者の死への印象はずいぶん変わった。先のことはわからないからこそ今このときに集中して訪問の時間を大切にしたいと強く願っている。

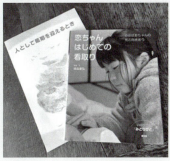

3）終末期のかかわりの実際

厚生労働省は，対象者の意思決定を支援するプロセスとして「advanced care planning（ACP），愛称：人生会議」（図3-23）の普及・啓発を行っている．ACPはあくまでも対象者が前向きにこれからの人生を考える機会とし，終末期に自分はどのような医療・ケアを希望するかを考えることを勧めている．繰り返しACPを行うことは対象者のみならず残される家族や支援者にも重要な意味をもつ．

言語聴覚士は疾病の根治が難しい進行性疾患などの対象者や高齢者の終末期に食事やコミュニケーションを中心にかかわる．終末期において食事は生命維持に直結する行為であり，コミュニケーションは家族と過ごす中で対象者の意思を確認する重要な行為である．終末期にいたるまでの経過を十分に把握した上で，対象者はもとより，家族や主治医をはじめとする医療・介護・福祉従事者が密に連携する必要がある．

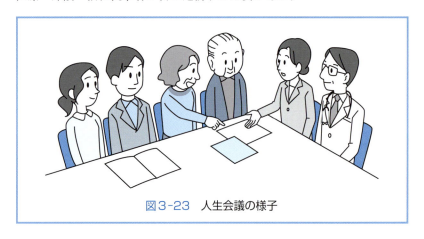

図3-23　人生会議の様子

4）事　例

【症例】70歳代　女性
- 医学的診断名：パーキンソン病，認知症
- 介護度：要介護4
- 家族構成：配偶者と息子との3人暮らし
- キーパーソン：息子
- 生活状況：日中は高齢の配偶者との2人だけとなるため，ほぼ毎日デイサービスを利用していた．次第に口の中に食べ物を溜め込むようになっていた．声をかけると目を合わせることはあったが，指示の理解は困難であった．応答はまれにあるが，「はい」「そうだね」などのごく簡単な発語に限られていた．キーパーソンは「口から食べないと弱ってしまう」「口から食べる以外には考えていない」と経口摂取への強いこだわりがみられた．

---

advanced care planning（ACP）
今後の治療・療養について対象者・家族と医療従事者があらかじめ話し合う自発的なプロセス．厚生労働省は「人生会議」という愛称で普及・啓発を行っている．

キーパーソン
医療や介護にかかわる決定を担ったり，相談窓口の役割を果たす，鍵をにぎる人物．主に家族や親族が担う．

- ADL：全介助　Barthel Index（BI）0点
- 利用サービス：通所介護，訪問看護（看護師，言語聴覚士），訪問入浴
- 言語聴覚療法評価（初期）
    - 認知機能：重度の低下を認める（HDS-R　測定不能）。
    - 言語機能：重度の低下を認める。指示の理解は難しく，慣用句などわずかな発語がある程度。
    - 摂食嚥下機能：先行期障害を認める。唾液嚥下は可能。嚥下反射や咀嚼運動は比較的良好であるものの，食物の認知が不良で口の中に食べ物を入れたままになる。姿勢や食具の工夫，甘味の強い飲料を用いることで摂食しやすくなる。
- 言語聴覚療法の目標
    - 誤嚥を予防しながら経口摂取を継続する方法を確立する。
    - 家族と多職種とが連携することで摂取量を確保し，栄養状態を維持する。
- 言語聴覚療法と支援の経過

①直接的嚥下訓練において，姿勢や食具，食物形態を調整し，誤嚥のリスクを軽減し，経口摂取方法を確立した（図3-24）。

経口摂取方法を家族や訪問看護師，デイサービス職員に指導し，覚醒状態の確認などの摂食条件と介助方法の統一を図った。摂取量の低下に対しては，高カロリー栄養剤を用いた。摂食嚥下機能および食事状況について定期的に主治医に報告した。

> ・第1回ACPの取り組み：初回は，主治医より家族およびケアマネジャーへ，認知症の診断から長期間経過していることを踏まえ，終末期に向かう時期にあることが説明された。その上で，緊急時の医療処置について家族の考えを確認すると，キーパーソンより「胃に穴をあけたり，鼻から管を通すのは嫌だ。本人も嫌だと思う」「もう治療はできないのか」との発言があった。

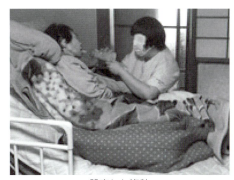
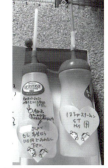

設定した姿勢　　　　経口摂取に使用した容器

図3-24　言語聴覚士の支援
（ご家族の了承を得て掲載）

第3章　成人期の地域言語聴覚療法の展開

訪問看護情報提供書
関係機関に利用者についての情報を提供する際に作成する。指定された様式1〜3があるため，提出先に応じて作成する。

②車いす使用時の姿勢保持が難しくなったため，デイサービスの利用は終了した。訪問看護師の報告に基づき，主治医より点滴による栄養・水分補給の指示があり，訪問看護の利用頻度を増やして対応した。この頃には経口摂取は10分程度の短い時間となり，覚醒状態を確認しながら実施した。言語聴覚士が覚醒を促すよう声かけを行い，看護師が経口摂取の介助を行った。童謡などゆっくりとした曲を聞くことで覚醒状態が安定することがわかり，看護師にも同様の対応を促した。その様子をみて配偶者も懐メロを歌って聞かせるようになり，アルバムを見せながら話しかけを行うようになった。

> ・**第2回ACPの取り組み**：主治医の訪問診療に合わせて，家族やケアマネジャーが出席して行われた。キーパーソンから「本当に無理なのか，一度入院して診てもらいたい」との希望があり，地域包括ケア病棟に入院する運びとなった。入院に際し，言語聴覚士と看護師が協働で**訪問看護情報提供書**を作成し，在宅療養の状況を入院医療機関に伝達した。

③数週間の入院を経て，自宅に退院した。入院中，医師からキーパーソンに「口から食べることは難しい」と説明があり，納得した上での退院であった。

> ・**第3回ACPの取り組み**：退院前カンファレンスにおいて，主治医より「終末期にどのような医療・ケアを受けたいか」と聞かれ，キーパーソンは「点滴以外の延命治療はしないでほしい」「できるだけ苦痛なく穏やかに過ごしてほしい」「言語聴覚士には最期まで嚥下やコミュニケーションのためにかかわってほしい」と希望を伝えた。

④退院後数日が経ち，本人の誕生日を皆で歌を歌って祝い，大好物のイチゴを本人に見せるが首を横に振る姿を見て，キーパーソンから「本当に嫌なんだね」と発言があった。この頃には，言語聴覚士が状態に合わせ

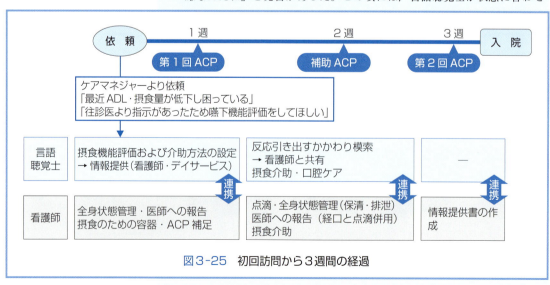

図3-25　初回訪問から3週間の経過

Ⅰ．ライフステージに応じた言語聴覚士のかかわり

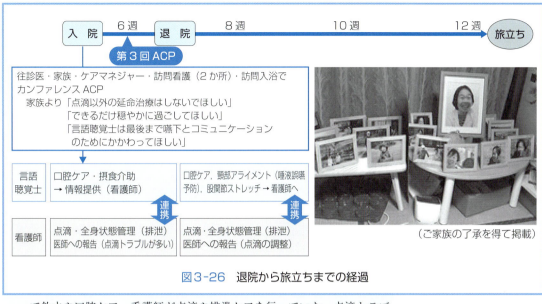

図3-26　退院から旅立ちまでの経過

て飲水や口腔ケア，看護師が点滴や排泄ケアを行っていた．点滴トラブルが増えたことを主治医に報告すると，「点滴は入るだけでよい」と指示内容が変更された．言語聴覚士はリラクゼーションを促しつつ，唾液誤嚥のリスクを軽減するために体位や頸部の角度を調整し，枕の当て方を提案した．その後，自宅にて家族に見守られながら静かに旅立たれた．
⑤訪問すると，仏壇とは別に部屋には溢れんばかりに本人の写真が飾られていた．キーパーソンから「母が亡くなったことは寂しくとてもつらいです．でも在宅医療という業界があるとわかり，そこで働く人たちと触れ合えたことが自分の人生にとってとてもよい経験になりました」との言葉をもらったことが深く心に残り，終末期に携わる責任の重さを改めて感じた．

・まとめ

　本人の意思表示が難しい中で，家族は回復への期待をもって依頼する場合があり，言語聴覚士は摂食嚥下機能評価だけでなく，認知機能やコミュニケーション能力の評価を行い，他職種からも情報収集を行うことで，本人の状態を総合的に判断する．その上で，摂食嚥下障害のある本人に対して経管栄養などの代替方法を選択しない場合の終末期のかかわり方について検討を行った．終末期において，家族の食事介助は単なる栄養摂取ではなく，コミュニケーションの機会としてとらえることができる．本人や家族に寄り添い，たとえ本人からの明確な応答が得られずとも，家族が一緒に生活してきた歴史を振り返りながら本人と時間を過ごすことができたからこそ「寂しいが，いい時間を過ごせた」という言葉につながった．言語聴覚士がもつ，向き合う相手の表情や仕草から意思を汲み取る力を活かし，本人と家族を尊重したかかわりを実践した．

リラクゼーション
筋の過緊張を緩和することで，皮膚や筋肉などの軟部組織をほぐすこと．

107

Ⅱ 地域支援体制づくりへの参画

　地域包括ケアシステムの構築は，高齢者だけでなく地域で暮らすすべての人にかかわる体制として，専門職だけでなく，住民を含めたネットワークを目指している。この連携体制は地域言語聴覚療法の対象となる言語コミュニケーション障害や摂食嚥下障害のある人にとっても暮らしやすく，参加しやすい地域社会となるよう言語聴覚士の参画が期待される。

　ここでは，市町村が行う「地域支援事業」や「地域生活支援事業」のうち，言語聴覚士の参画が進んでいる介護予防・日常生活支援総合事業および失語症者向け意思疎通支援事業について述べる。

1 地域支援事業の概要

1）介護予防，健康増進を支える制度

　2014（平成26）年の介護保険法改正において介護予防事業が見直され，新たに介護予防・日常生活支援総合事業（以下，総合事業）が創設された。
　①高齢者の心身機能の向上を目指す取り組みと多様な活動の機会や場を創出する地域づくりを組み合わせる。
　②従来の一般高齢者と特定高齢者を分けず，住民主体の通いの場などでの取り組みを充実させ，人と人とがつながり，協力し合いながら活動していく。
　③言語聴覚士等を活用し，自立支援に資する効果的な介護予防活動を行う。

　このうち，地域リハビリテーション活動支援事業とは，地域における効果的な介護予防の取り組みを行うために，通所や訪問で行う介護予防事業，地域ケア会議，サービス担当者会議，住民運営の通いの場などに言語聴覚士等を活用するものである（図3-27）。

　さらに高齢者にとっては，介護予防と疾病を予防し健康を維持することはほぼ同義であり，介護予防と保健事業の一体的な実施により，より効果的で効率的な取り組みが期待されている。

2）介護予防，健康増進の原則とプロセス

　介護保険法第4条の内容を踏まえ，介護予防の目的を2つに整理する。
　①要介護状態をできる限り防ぐために，国民一人ひとりが自身の健康増

Ⅱ．地域支援体制づくりへの参画

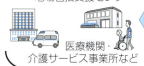

図3-27　地域リハビリテーション活動支援事業の概要

出典）厚生労働省：介護予防・日常生活支援総合事業のガイドラインについての一部改正について，2022

進や介護予防について意識を高め，必要な情報にアクセスするとともに，健康を高める・保つ取り組みを主体的に行う。

②介護をはじめとして様々な生活上の課題をもつ高齢者に対して，適切な支援を行い，要介護状態の予防に加え，障害を含めた生活機能の改善・維持・重度化予防を行う。

③表3-3のとおり，介護予防は一次予防，二次予防，三次予防に分けて定義することができる。図3-28では，「ゼロ次予防」という概念を加え，2040年に向けての地域包括ケアシステムで取り組むべき介護予防の連続性を示している。その実現には，従来の（どちらかといえば心身機能や生活機能を重視してきた）介護予防の概念だけでなく，地域や社会に参加し，住民同士がつながる体制づくりを含めた介護予防が重要となる。さらに，地域環境や社会環境を整備・改善する，本人の努力によらない介護予防を位置づけている。

3）対象者像

高齢者では，聴力や視力などの感覚機能，筋力やバランス能力などの運動機能，口腔機能，栄養状態など各種の心身機能の低下や，軽度認知機能障害（MCI）など様々な変化が起こる。この状態はすぐに生活に支障をきたすほどではないが何かのきっかけで要支援・要介護につながる危険因子であり，予備力の低下と表現され，一般的に高齢になるほどその割合は高

ゼロ次予防
住民が自然と健康的な生活を送れるよう環境改善することで，個人単位ではなく地域という広い範囲で行う予防活動。

軽度認知機能障害（MCI）
認知症と健康な状態の"中間のような状態"であり，可逆的変化が期待できるとして，予防効果が高い時期と考えられている。

予備力
人に備わっている体力や生理的機能の最大の能力と，日常的に使っている能力の差のことで，身体に蓄えられているゆとりの能力。加齢とともに最大の能力が低下するにつれて徐々に予備能が低下すると考えられている。

MCI：mild cognitive impairment

表3-3 介護予防の定義

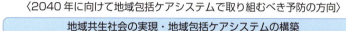

一次予防	主として活動的な状態にある高齢者を対象に，生活機能の維持・向上に向けた取り組みを行うものであるが，とりわけ，高齢者の精神・身体・社会の諸側面における活動性を維持・向上させることが重要
二次予防	要支援・要介護状態に陥るリスクが高い高齢者を早期発見し，早期に対応することにより状態を改善し，要支援状態となることを遅らせる取り組み
三次予防	要支援・要介護状態にある高齢者を対象に，要介護状態の改善や重度化を予防するもの

出典）介護予防マニュアル改訂委員会：介護予防マニュアル改訂版 平成23年度老人保健事業推進費等補助金（老人保健健康増進等事業分）介護予防事業の指針策定に係る調査研究事業，三菱総合研究所，2012

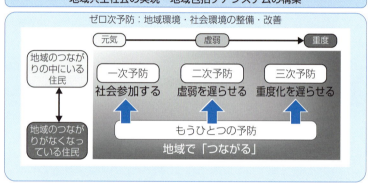

図3-28 地域包括ケアシステムの構築と介護予防の推進

出典）地域包括ケア研究会：地域包括ケア研究会報告書—2024年に向けた挑戦，三菱UFJリサーチ＆コンサルティング，2017

基本チェックリスト
高齢者の加齢や生活の状況による心身の衰えなどのリスクを早期に発見して，介護予防や健康づくりに生かすための様式（図3-29）。

フレイル
加齢に伴って心身機能や社会性などが低下し，健康な状態から，生活を送るために支援を受けなければならない要介護状態に移行するうちの中間の状態。日本語では虚弱と表現される。

フレイル健診
後期高齢者がフレイルに陥るリスクに留意し，フレイルに着目した疾病予防・重症化予防の取り組みであり，健康教育や健診に加え，保健指導・健康管理，疾病予防にかかわる対象者の自助努力に対する支援につなげる。

くなる。

　基本チェックリストは，生活活動全般，運動，栄養，口腔，閉じこもり，認知機能，うつにかかわる25項目からなる評価表である（図3-29）。「はい」または「いいえ」で回答し，フレイル（虚弱）の有無と低下が疑われる内容を把握する。フレイル（虚弱）と判別された者は介護予防ケアマネジメントの対象となり，必要に応じて介護予防・生活支援サービス事業を利用することができる。

　これとは別に，75歳以上の後期高齢者を対象とした特定健康診査（フレイル健診）が保健事業として行われるようになった。この健診では，フレイルなど高齢者の特性と合わせて健康状態を総合的に把握する。後期高齢者の質問紙（フレイルチェック）は健康状態，心の健康状態，食習慣，口腔機能，体重変化，運動・転倒，認知機能，喫煙，社会参加，ソーシャル

♪ 生活を支える「自助・互助・共助・公助」♪♪

　国民一人ひとりが健康で望む生活を続けるためには，自身の健康を気遣い，心身機能や環境の変化に応じて必要なサービスを使うなど工夫をして自らの生活を自らで支えることが基本であり，それを「自助」という。その上で何らかの援助が必要な場合は家族や友人，地域住民の支え合い（互助）での対応，自助や互助で対応しきれないニーズに対しては医療保険・介護保険（共助），福祉サービスなど（公助）として専門職のサービス・支援が提供される。互助に関しては元気な高齢者がその能力を生かして支える側に回ることも想定されている。

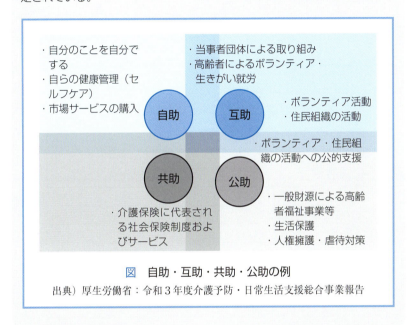

図　自助・互助・共助・公助の例
出典）厚生労働省：令和3年度介護予防・日常生活支援総合事業報告

サポートにかかわる15項目で構成される。要支援・要介護のリスクだけでなく，疾病の予防や健康の維持に関連する項目を含むことが特徴である。

4) 自立支援型ケアマネジメントの推進

　自立支援を理念に掲げた介護保険制度であったが，高齢者ができなくなったことをただ補う「お世話型ケア」に終始しているとの指摘を踏まえ，本来の「自立支援型ケア」への転換を進めている。自立支援を実現するためには，介護予防に加え，生活支援と介護予防ケアマネジメントの3つの要素が重要となる。

①介護予防：要介護状態の改善や重症化予防を図るとともに生活機能を維持・向上させる。
②生活支援：生活の中で楽しみ，張り合い，付き合いを大切にしながら，人

生で「したいこと」を実現するために支援を行う。
③介護予防ケアマネジメント：介護保険サービスを利用しながら自立支援を行うとともに，友人やご近所の助け合いや民間サービスなどを利用して生活支援を行うことで「なじみの関係」から切り離すことなく住み慣れた地域での生活を継続できるようマネジメントを行う。

記入日：　　年　　月　　日（　）

氏名		住所		生年月日	
希望するサービス内容					

No.	質問項目	回答：いずれかに○をお付けください	
1	バスや電車で1人で外出していますか	0.はい	1.いいえ
2	日用品の買い物をしていますか	0.はい	1.いいえ
3	預貯金の出し入れをしていますか	0.はい	1.いいえ
4	友人の家を訪ねていますか	0.はい	1.いいえ
5	家族や友人の相談にのっていますか	0.はい	1.いいえ
6	階段を手すりや壁をつたわらずに昇っていますか	0.はい	1.いいえ
7	椅子に座った状態から何もつかまらずに立ち上がっていますか	0.はい	1.いいえ
8	15分位続けて歩いていますか	0.はい	1.いいえ
9	この1年間に転んだことがありますか	1.はい	0.いいえ
10	転倒に対する不安は大きいですか	1.はい	0.いいえ
11	6か月間で2～3kg以上の体重減少がありましたか	1.はい	0.いいえ
12	身長　　cm　体重　　kg　（BMI＝　　）（注）		
13	半年前に比べて固いものが食べにくくなりましたか	1.はい	0.いいえ
14	お茶や汁物などでむせることがありますか	1.はい	0.いいえ
15	口の渇きが気になりますか	1.はい	0.いいえ
16	週に1回以上は外出していますか	0.はい	1.いいえ
17	昨年と比べて外出の回数が減っていますか	1.はい	0.いいえ
18	周りの人から「いつも同じことを聞く」などの物忘れがあると言われますか	1.はい	0.いいえ
19	自分で電話番号を調べて，電話をかけることをしていますか	0.はい	1.いいえ
20	今日が何月何日かわからないときがありますか	1.はい	0.いいえ
21	（ここ2週間）毎日の生活に充実感がない	1.はい	0.いいえ
22	（ここ2週間）これまで楽しんでやれていたことが楽しめなくなった	1.はい	0.いいえ
23	（ここ2週間）以前は楽にできていたことが今はおっくうに感じられる	1.はい	0.いいえ
24	（ここ2週間）自分が役に立つ人間だと思えない	1.はい	0.いいえ
25	（ここ2週間）わけもなく疲れたような感じがする	1.はい	0.いいえ

注：BMI＝体重(kg)÷身長(m)÷身長(m)が18.5未満の場合に該当とする

図3-29　基本チェックリスト

5）介護予防，健康増進の実際

　主に地域リハビリテーション活動支援事業を活用し，言語聴覚士等の参画が期待される通いの場における活動と地域ケア会議について説明する。

（1）通いの場

　通いの場は，住民が主体的に活動する場所であり，高齢者サロンなどの名称で呼ばれている。活動期間や参加者の年齢や性別，開催頻度や活動内容はそれぞれの活動団体で異なる。厚生労働省の調査では，月1回以上の活動実績があるものの主な活動内容は，体操，趣味活動，喫茶，食事などであった。

　2021（令和3）年度調査結果では，全国の通いの場の参加実人数は197万人を超え，計算上は高齢者の約5％が参加している。

　通いの場における言語聴覚士の活動例を以下に紹介する。

　① **出前講座**　行政担当者や医療・介護・福祉の専門職が高齢者の介護予防や健康維持・増進等に役立つ知識について講話を行うものである。多くの通いの場で行われる活動であるが，テーマの選択は住民が行う。言語聴覚士は参加する高齢者に対して，専門的知識や技術を生かして，介護予防や健康維持・増進に資する講話を行う（図3-30）。

　例えば，聴覚機能とともに認知機能や言語機能，発声機能や構音機能などコミュニケーションにかかわる心身機能の加齢変化や適切な対応方法などの情報を提供する。さらに摂食嚥下機能については，口腔機能や栄養状態と併せて学ぶことで，多くの参加者に自分事としてとらえてもらい，生活での実践を促す。

　高齢者が専門知識に触れることで，自らの心身機能に対する意識を高め，機能の低下が疑われる場合には速やかに対応することで，生活機能低下を予防し，自立支援を実現する。また，様々な専門職がかかわることは，高

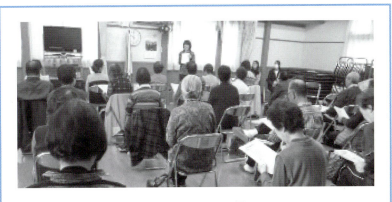

図3-30　通いの場

齢者自身の活動意欲を高めることにもつながる。

② **多様な参加者の受け入れ体制づくり**　参加者の多くは自立した生活を送る高齢者であるが，活動を継続する中で，徐々に支援や介護が必要となる人が出てくる可能性がある。たとえ状態が変化しても，仲間の支援を受けながら通い続けられる場があることは介護予防の観点から重要なことである。また通いの場が難聴や失語症などコミュニケーション障害のある人にとっても楽しく通える，通い続けられる場になることは言語聴覚士がかかわる大きな意義となる。

難聴は高齢者の有症率が高いコミュニケーション障害であり，徐々に進行するため難聴の自覚が乏しく，対応が遅れる傾向がある。難聴のある人への配慮を学ぶことは，将来，参加者自身や家族が聴力低下した場合の対応力を高めることになる。参加を再開したい人や参加を躊躇する人がいる場合，コミュニケーション上の課題が参加の支障とならないか，地域包括支援センターの職員などと協力して受け入れ体制をつくることも言語聴覚士の役割である。

（2）地域ケア会議

地域ケア会議は，地域包括支援センター等が主催し，医療，介護等の多職種が協働して高齢者の個別課題を検討するとともに，ケアマネジャーの自立支援に資するケアマネジメントの実践力を高めることを目的としている。参加者の例を図3-31に示す。また，個別ケースの課題分析を積み重ねることにより，地域に共通した課題を明確化するなどの5つの機能がある（表3-4）。地域ケア会議には，個別事例の課題解決を目指す「地域ケア個別会議」と，地域課題に対する解決策を提案・助言する「地域ケア推進会議」がある。そのうち，介護予防のための地域ケア個別会議（自立支援型地域ケア個別会議）において言語聴覚士等が多く活用されている。現在の対象者は，事業対象者や要支援者が中心であり，介護予防ケアマネジメントの担当者が事例提出者となり，アセスメント結果から生活課題を抽出し，立案した支援計画を提示する。その後，言語聴覚士等の助言者や地域包括支援センターの職員，行政職員などの参加者で検討を進め，助言を行う。さらに，会議では事例の個別課題の解決に終始せず，背景にある地域課題の抽出に努める。

助言者として言語聴覚士に求められる内容を以下に示す。

① **アセスメント結果の解釈および目標設定**　アセスメント結果について，不足する内容がないか，どのような方法がアセスメントに適しているか，結果に対して今後の見通しや目標設定は妥当であるかを検討し，必要な助言を行う。目標は生活機能を表す具体的な内容とし，達成時期や評価基準についても共通理解をもてるよう努める。

助言者
地域ケア会議において，対象者の希望や生活行為の課題などを踏まえ，自立に資する支援が行われるように助言をする者，言語聴覚士等の医療専門職の活用が想定されている。

Ⅱ．地域支援体制づくりへの参画

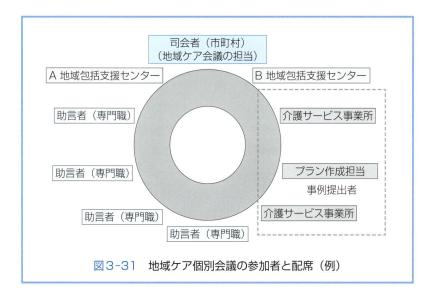

図3-31 地域ケア個別会議の参加者と配席（例）

表3-4 地域ケア会議の5つの機能

1	個別課題の解決	多職種が協働して個別ケースの支援内容を検討することによって，高齢者の課題解決を支援するとともに，ケアマネジャーの自立支援に資するケアマネジメントの実践力を高める機能
2	地域包括支援ネットワークの構築	高齢者の実態把握や課題解決を図るため，地域の関係機関などの相互の連携を高め地域包括支援ネットワークを構築する機能
3	地域課題の発見	個別ケースの課題分析などを積み重ねることにより，地域に共通した課題を浮き彫りにする機能
4	地域づくり資源開発	インフォーマルサービスや地域の見守りネットワークなど，地域で必要な資源を開発する機能
5	政策の形成	地域に必要な取り組みを明らかにし，政策を立案・提言していく機能

② **効果的な支援内容の提案** 設定した目標を達成するための効果的な内容を助言する。その際，必ずしも専門職が関与しない場合を考慮し，より具体的に明確に伝える。

③ **地域課題の抽出** 個別事例の課題について，地域で生活する高齢者に共通の課題としてとらえ，解決策を検討する。

2 失語症者向け意思疎通支援者養成および派遣

1）失語症者向け意思疎通支援事業を支える制度
（1）障害者総合支援法と地域生活支援事業
　障害者総合支援法において地域生活支援事業が位置づけられている。こ

の地域生活支援事業では，障害者が地域で生活するための様々な支援がなされている（図2-3（p.36）参照）。

（2）意思疎通支援事業

地域生活支援事業のひとつに，意思疎通支援事業があり，これまで手話通訳者の派遣などが行われていた。2018（平成30）年に意思疎通支援事業の対象に失語症が明記されることに伴い，言語聴覚士も新たな役割を担うことになった。

障害者総合支援法では，以下のように規定している。

> 聴覚，言語機能，音声機能その他の障害のため意思疎通を図ることに支障がある障害者等その他の日常生活を営むのに支障がある障害者等につき，意思疎通支援（手話その他主務省令で定める方法により当該障害者等とその他の者の意思疎通を支援することをいう。以下同じ。）を行う者の派遣，日常生活上の便宜を図るための用具であって主務大臣が定めるものの給付又は貸与その他の主務省令で定める便宜を供与する事業
> （障害者の日常生活及び社会生活を総合的に支援するための法律第77条第6項の規定）

上記の規定では，意思疎通支援の必要な障害を「聴覚，言語機能，音声機能その他」としている。また，意思疎通支援として「手話」および「その他の支援」を行う者の派遣をすることが定められている。

これまでは手話通訳者・要約筆記者，盲ろう者向け通訳者の養成および派遣が行われてきた。意思疎通支援事業の対象が聴覚障害のある人や盲ろう者だけでなく失語症のある人にも拡大されることになり，「失語症者向け意思疎通支援者」の養成および派遣事業が開始されることとなった。この失語症者向け意思疎通支援者とは，失語症のある人との会話，外出，会議，手続きなどにおいて，失語症のある人の意思を確認してコミュニケーションの橋渡しをする存在である（図3-32，表3-5）。

失語症者向け意思疎通支援者の養成事業は2018（平成30）年から開始され，派遣事業は2019（令和元）年に開始されることになった。

失語症者向け意思疎通支援事業は必須事業と定められているものの一様ではなく，養成事業の開始は，2018年で12地域，2019年で21地域，派遣事業を開始した地域は2018年で3地域であった[3]。失語症者向け意思疎通支援者（以下，支援者）の養成を実施している都道府県は拡大している一方，派遣の実施はまだ少なく，地域格差が生じている。

支援者になる者は失語症のある人の家族や医療・介護・福祉の専門職とは限らず，失語症を初めて知るような一般市民も多く含まれている。

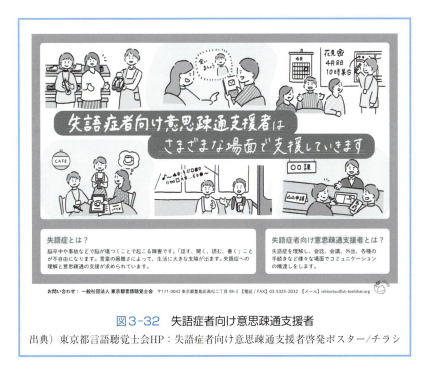

図3-32　失語症者向け意思疎通支援者
出典）東京都言語聴覚士会HP：失語症者向け意思疎通支援者啓発ポスター/チラシ

表3-5　失語症者向け意思疎通支援者の基本的支援内容

外出支援	外出に同行し，他者とのコミュニケーションを援助する
交通機関利用援助	駅・バス停などを利用する際，路線図や表示板などを読んで理解することを援助する
会・会議での援助	会議などに出席する際に周囲で話されていることを失語症のある人に伝達する。意見があるときは伝えやすいように援助する
失語症のある人とのコミュニケーションの援助	失語症友の会などに同行し，コミュニケーションを援助する
公共施設の利用援助	銀行・役所・郵便局などに同行して手続きなどの援助を行う
買い物・娯楽施設などの利用援助	購入に関する援助・受付や利用システムの利用などを援助する

出典）高濱美佐子：外出同行支援実習．失語症者向け意思疎通支援者養成講習会テキスト，2022より改変

2）失語症者向け意思疎通支援の原則とプロセス
（1）失語症者向け意思疎通支援事業の全体像

　図3-33に示すように，この事業は失語症者向け意思疎通支援者の養成事業と派遣事業に分かれている。

　また，失語症者向け意思疎通支援事業の事業イメージには，自治体の役割だけでなく，失語症サロンおよび言語聴覚士（日本言語聴覚士協会および都道府県言語聴覚士会）の役割が明記されている。

日本言語聴覚士協会は都道府県で養成事業の講師の養成を担当し，都道府県言語聴覚士会は失語症者向け支援者養成事業と派遣事業を委託され，実施している。

失語症サロンは養成事業，派遣事業の両者で役割を担うことになる。養成事業では，失語症者向け意思疎通支援者養成講習の受講者の実習を失語症サロンで行う。一方，派遣事業では，失語症サロンが支援者の派遣先と

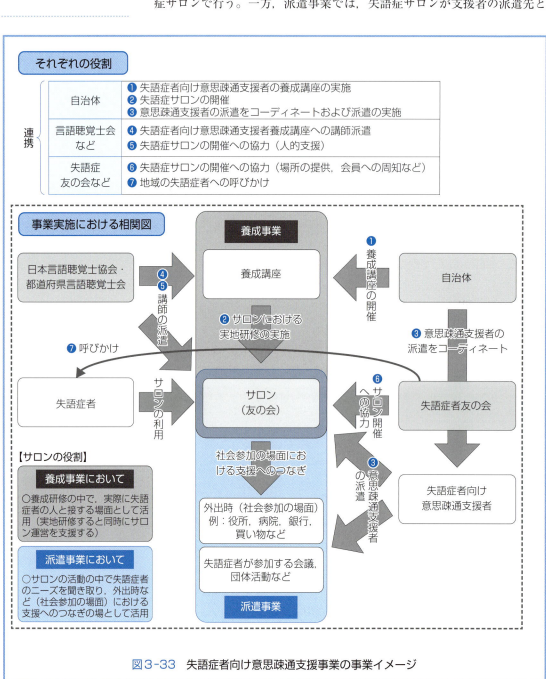

図3-33 失語症者向け意思疎通支援事業の事業イメージ

なる。派遣事業における失語症サロンは，失語症のある人にとってコミュニケーションの機会をつくるだけでなく，その後の個別支援を不安なく利用できるよう支援者との間に信頼関係を築くことが期待されている。失語症の症状や重症度は一人ひとり異なり，円滑にコミュニケーションをとる方法も異なるため，その特徴を把握するために支援者にとっても失語症サロンは重要な活動の場となる。

（2）具体的な事業内容

① **養成事業**　失語症者向け意思疎通支援者養成事業のカリキュラムは必修科目と選択科目とに分かれている。必修科目の次の段階として選択科目が位置づけられている。支援者として派遣されるためには必修科目を修了する必要がある。よって，選択科目の受講は必ずしも必要ではない。必修科目と選択科目はいずれも40時間で構成されている。

養成目標と到達目標を表3-6に示す。

必修科目の目標では，おおむね失語症のある人との1対1での支援が可能となり，選択科目の目標では複数の失語症のある人のコミュニケーションを支援することが可能となることとしている。

② **派遣事業**　市町村・都道府県が，地域の実情に合わせて失語症者向け意思疎通支援者の派遣を担当する。厚生労働省の事業イメージ（図3-33）では，サロン（友の会）への派遣と，買い物などの外出や団体活動への派遣が位置づけられている。派遣事業ではサロンを，失語症者のニーズを聞き取り，外出時など（社会参加の場面）における支援へのつなぎの場として活用されており，失語症のある人個々の社会参加を支援することを目的としていることがわかる。

外出同行支援では，買い物や病院受診などに失語症者向け意思疎通支援者が同行し，意思疎通支援を行う（表3-5）。これにより，失語症のある

表3-6　失語症者向け意思疎通支援者養成目標・到達目標

【必修科目（40時間）】	
養成目標	失語症者の日常生活や支援の在り方を理解し，1対1のコミュニケーションを行うための技術を身につける。さらに，日常生活上の外出に同行し意思疎通を支援するための最低限必要な知識および技術を習得する
到達目標	失語症者との1対1の会話を行えるようになり，買い物・役所での手続き等の日常生活上の外出場面において意思疎通の支援を行えるようになる
【選択科目（40時間）】	
養成目標	多様なニーズや場面に応じた意思疎通支援を行うために，応用的な知識とコミュニケーション技術を習得するとともに，併発の多い他の障害に関する知識や移動介助技術を身につける
到達目標	電車・バスなどの公共交通機関の利用を伴う外出や，複数の人への支援，個別訪問などの場面を想定し，失語症者の多様なニーズに応え，意思疎通の支援を行えるようになる

人の社会参加を保障する。なお，意思疎通支援に対しての報酬が設定されるが，金額は活動する地域によって異なる。多くの地域では，先行する盲ろう者支援の報酬に準じている[3]。

3）言語聴覚士の役割

意思疎通支援は失語症者向け意思疎通支援者が行うため，言語聴覚士自身は行わない。言語聴覚士の役割は，失語症者向け意思疎通支援者の養成と派遣を調整するコーディネート役である。

① **養成での役割** 言語聴覚士は支援者を養成する指導者の役割を果たす。支援者を目指す人の中には様々な人が含まれており，失語症のある人に会ったことがない状況から支援者として活動できるまで指導していくことは臨床とは異なる難しさがある。一方では，言語聴覚士が失語症のある人や家族，関係者などと共有してきた支援技術を，より幅広く活用するチャンスととらえることもできる。

② **派遣での役割** 支援者の派遣では，失語症のある人と支援者をマッチングするコーディネーターとしての役割を果たす。前述のとおり，失語症の症状や重症度は様々であり，一人ひとりに合った支援方法，支援内容も多岐にわたる。言語聴覚士は支援者の技量を考慮し，失語症のある人の心理的負担などに配慮しながら，派遣する支援者を決定する。

4）失語症者向け意思疎通支援の実際

（1）意思疎通支援者の養成

前述のように失語症者向け意思疎通支援事業は養成・派遣とも必須事業として自治体に実施が求められている。しかしながら，2023（令和5）年現在においてすべての都道府県で失語症者向け意思疎通支援者の養成がされているわけではない。

また，地域の実情に合わせた養成となるため全国一律ではない。例えば，身体介助実習については，車移動の多い地域では車への移乗に比重を重くするなどがある。

実習を担当することの多い失語症サロンとの関係も様々で，既存の失語症友の会を中心に行っている都道府県だけでなく，新たに都道府県言語聴覚士会が失語症サロンを設立した地域もある。加えて，失語症者向け意思疎通支援事業の認知度は低く，各地で失語症友の会に対して意思疎通支援事業を説明するなど普及・啓発の取り組みが行われている。

（2）意思疎通支援者の派遣

養成事業に比し，派遣事業を行う自治体は少ない。派遣を実施している地域でも少しずつ実績を積み上げている段階である。

♪ かかりつけST ♪♪

　言語聴覚士のあり方のひとつに「かかりつけST」がある。

　かかりつけSTを提唱した半田は，生活期のリハビリテーションの特徴を次のように述べている。

　主に脳血管疾患を起因とするコミュニケーション障害ある人の生活機能は，常に同じレベルで維持されるとは限らない。長い生活期を過ごす中で，環境因子や個人因子の変化に影響を受け，図のような山あり谷ありの生活機能となっていく。

　したがって，その変化に応じて臨機応変に対応できる言語聴覚士が，かかりつけ医のように，地域に身近に存在することが必要であり，その役割を担う言語聴覚士を「かかりつけST」という理念としてまとめている。

　生活期の障害のある人にとって，かかわる必要性は定期的ではないことが多い。よって，定期的，間欠的にかかわれる体制である必要がある。また，対象となる人がコミュニケーション障害のある人であることも多いため，必要に応じて自ら連絡をとるという臨床側の姿勢も求められる。

　半田は多くの個別の事例に取り組んだ経験から，制度にとどまらないかかわりの必要性を訴える。個別の事例のためにボランティアを探すなど新しい支援をつくり出すことも多くあったと述べている。

　まとめると，障害のある人にとってかかりつけSTとは，自分のことをよく知ってくれて気にかけてくれる存在であり，長い生活の中で必要に応じてかかわってくれる身近な存在である。また，言語聴覚士にとっては，障害のある人のために制度の有無にかかわらず支援を模索するというあり方や生き方である。

　地域包括ケアシステムや地域共生社会の視点で考えると，あらゆる人々が住み慣れた地域で長く生活を続けていくためには，各地域に「かかりつけST」の存在が必要といえる。

（2023年5月　インタビュー）

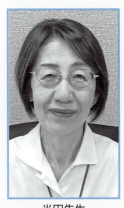

半田先生

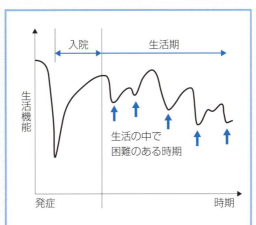

♪ 災害リハビリテーションと言語聴覚士の役割 ♪♪

　1995（平成7）年の阪神淡路大震災で，救急医療レベルの医療が提供されていれば救命できたと考えられる災害死は約500名程度存在した可能性があり，DMAT（災害派遣医療チーム）の発足や災害拠点病院の設置がされるようになった。2011（平成23）年東日本大震災では，災害急性期以降も多くの医療ニーズがあったことから，様々な専門職の医療チームが発足した。リハビリテーション分野においては，リハビリテーション支援関連団体で構成されるJRAT（災害リハビリテーションチーム）が発足し，避難所などでの災害関連疾患の予防と対策に努める活動を行うようになった。

　大規模災害時には避難所での長期間の生活が強いられることが多く，障害のある人の生活環境を整えることが重要となる。また，生活不活発に伴う身体機能の低下や感染症を引き起こす人が少なくなく，高齢者では重篤な疾患につながることもあるため，運動・生活指導なども専門的視点をもった災害時リハビリテーションが行われる。大規模災害時には各都道府県において保健医療福祉活動チームの調整・活動を行う対策本部が設置され，被災地のニーズに応じて様々な調整や支援を行う。実際は，地域特性の影響を大きく受けて，支援の内容が多岐にわたることになる。

　筆者がかかわった例としては，発達障害に関連して環境不適応を起こしている子どもに対して，避難所生活環境の調整として極力刺激の少ないスペースを設けた例や，高次脳機能障害のある人へ，トイレまでの導線を目印テープで示すことをした例がある。また，避難所の支援物資に食べ物がたくさんあっても嚥下障害のある人には適さない食物も多く，摂食嚥下方法の工夫を指導するといった例もあった。

　その他，被災地でのニーズの把握や直接的支援のためには，行政や各医療チームとの連携が必須となり，避難所状況，ライフラインや交通事情の把握などの情報収集が必要となる。よって，直接的な支援を行うチームだけでなく，後方支援活動を行うロジスティクス支援も重要な支援活動となる。

　災害リハビリテーションの歴史は浅く，災害時に支援を行える人材が求められている。被災地での言語聴覚士のニーズは非常に高く，今後も多くの人材が増えていくことが望まれる。平時の準備としては，災害復興期の地域リハビリテーションへの円滑な移行のため，地域リハビリテーションの充実と，災害リハビリテーションの理解と支援・協力体制の充実を図ることが重要である。

　派遣の内容は，サロンなどの場に限定している地域がある一方，買い物，病院，銀行，役所などへの外出時の同行を実施している地域もある[3]。図3-33で説明したとおり，失語症サロンは養成だけではなく派遣でも役割を担っている。派遣における失語症サロンの役割としては，失語症のある人の交流の場であるとともに支援者が失語症のある人とのコミュニケー

DMAT：Disaster Medical Assistance Team
JRAT：Japan Disaster Rehabilitation Assistance Team

♪ 失語症デイサービス ♪♪

　失語症のある人が同じ障害をもつ仲間との出会いによって，再び前向きな生活を始められるようになることを多くの言語聴覚士は経験してきた。

　介護保険の創設時，この介護保険制度を失語症のある人の仲間づくりに活用しようというアイデアが生まれ，各地に失語症デイサービス（以下，失語症デイ）が開設された。筆者は2006（平成18）年に盛岡市に「デイサービス言葉のかけ橋」（以下，言葉のかけ橋）を開所した。現在，約60名の失語症など言葉に障害のある人たちが通所している。

　言葉のかけ橋は1日滞在型であるので，グループワークや個別訓練，各種アクティビティなどコミュニケーションの回復に役立つ様々な活動を実施することができる。

　午前は毎日グループワークを2時間程度行っている。このグループワークでは，全体で取り組む課題（会話を中心に発声発語や体操など）と，一人ひとりが挑戦する課題を織り交ぜ，利用者間の相互作用が生じるように気を配りながら進めている。特に障害が重い利用者には周囲から温かいまなざしが向けられ，「はい」や「おはよう」などの一言が言えると，いつも全員から大きな拍手が送られている。

　各プログラムの要所要所には，体調や近況，好みの飲み物など自分の意思を言語や代償手段を使用して伝える活動を組み込むように工夫している。

　言葉のかけ橋では，コンピュータを使ったオリジナル訓練ソフトを多種類用意している。午後には，多くの利用者が仮名，単語，文など自分に適したレベル・種類の課題を選んで熱心に取り組んでいる。

　また，言葉のかけ橋には言語聴覚士の養成校や失語症者向け意思疎通支援者養成研修の実習生がしばしば訪れ，言葉に障害のある人たちとの会話を熱心に学んでいる。こうした機会も失語症のある人たちにはよい刺激になっているようである。

　筆者は失語症友の会の事務局を長く担当しており，当事者・家族の交流会や旅行などの活動を支援してきた。旅行では，これまで北海道から沖縄まで様々な地域に出かけ，各地の仲間と交流を深めてきた。

　NPO法人失語症デイ振興会は，失語症の地域リハビリテーションの先駆者である遠藤尚志先生（故人）が失語症デイの普及を目的に設立し，各地域で開設の支援や，啓発活動として「言語リハビリ交流のつどい」を行ってきた。現在は日本失語症協議会との共催で「失語症全国大会」を開催している。

　なお，言葉のかけ橋では，2023（令和5）年に「就労サポート言葉のかけ橋」（就労継続支援B型）も開設した。調理，菓子づくり，コーヒー作業，カフェ営業などを通して，比較的若い失語症のある人の積極的な社会参加を後押ししている。

　失語症デイは現在全国に約30か所開設されており，それぞれユニークな活動を展開している。今後さらに各地域に普及し，言葉に障害のある人が健康で充実した生活を送ることを支える社会資源になることが期待されている。

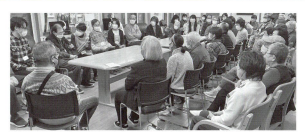
「言葉のかけ橋」で開催している失語症カフェ
（もりおか失語症友の会の交流会）

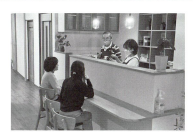
「言葉のかけ橋」併設のカフェにて
スタッフのサポートでカウンターに
立つ利用者

ション技能を向上する。

（3）啓発活動

　失語症および意思疎通支援事業に関する認知度の低さはこの事業を普及する上での妨げとなる可能性がある。失語症のある人はその特性上，自らの生活の困難さを説明し，支援を求めることが難しいため，意思疎通支援のニーズを自治体などの関係機関に伝えることが難しく，事業の必要性が自治体に伝わっていない可能性が考えられる。失語症のある人とその家族と協力して自治体への働きかけを行うことも事業の立ち上げ時には必要となる。また失語症のある人は，新たに行政サービスなどが始まってもその情報を把握しにくい。また利用の申請を行う際にも支障をきたす場合があるため，意思疎通支援を利用するまでに様々な配慮が必要となる。一方，支援の担い手を広く募集し事業を拡充するために，一般市民を含め地域での認知度を高めていく取り組みも重要である。

〔引用文献〕

1）日本言語聴覚士協会：認知症の人に対する言語聴覚士の関わりについての実態調査（第三次調査）―言語聴覚士の介入事例と地域貢献活動事例．2019 https://files.japanslht.or.jp/notifications/2019/09/20/ninchisyousyouiinkai_chousa.pdf
2）日本老年医学会ほか：高齢者に対する適切な医療提供の指針，2013
3）日本言語聴覚士協会：失語症者向け意思疎通支援者の効果的な派遣実施に向けた調査研究．（令和2年3月）

〔参考文献〕

・前原和明：改訂版・就労移行支援事業所による就労アセスメント実施マニュアル．令和2年度厚生労働科学研究費補助金（20GC1009）研究報告書，2021年4月1日改訂
・芳野　純・佐々木祐介・臼田　滋：回復期リハビリテーション病棟患者の退院後日常生活活動変化の特徴と関連因子．理療科，23（4）：495-499，2008
・厚生労働省：訪問リハビリテーション（参考資料）．第140回社会保障審議会介護給付費分科会資料（平成29年6月7日）参考資料1
・鴨藤祐輔・宮前珠子：脳血管障害者が経験する退院後生活のギャップとその要因―回復期リハビリテーション病棟における作業療法への示唆．リハ科ジャーナル，14：13-28，2019
・厚生労働省：認知症施策推進大綱（令和1年6月18日）
・東京都福祉保健局：東京都退院支援マニュアル（平成28年3月改訂版）
・厚生労働省：人生の最終段階における医療・介護　参考資料．意見交換　資料-1参考（令和5年5月18日）
・厚生労働省HP：令和3年度介護報酬改定における改定事項について第199回

- 社会保障審議会介護給付費分科会（Web会議）資料（令和3年1月18日）参考資料1
- 厚生労働省：「人生会議」してみませんか
- 日本医師会HP：アドバンス・ケア・プランニング（ACP）
- 野原幹司編：終末期の摂食嚥下リハビリテーション―看取りを見据えたアプローチ，全日本病院出版会，p.11，2015
- 三島市医師会：人として最期を迎えるとき，三島市，2019
- 國森康弘：恋ちゃんはじめての看取り，農山漁村文化協会，2012
- 厚生労働省：「介護予防・日常生活支援総合事業のガイドラインについて」の一部改正について（令和4年6月27日）
- 介護予防マニュアル改訂委員会：介護予防マニュアル改訂版　平成23年度老人保健事業推進費等補助金（老人保健健康増進等事業分）介護予防事業の指針策定に係る調査研究事業，三菱総合研究所，2012
- 地域包括ケア研究会：地域包括ケア研究会報告書－2040年に向けた挑戦　地域包括ケアシステム構築に向けた制度及びサービスのあり方に関する研究事業報告書（平成29年3月）
- 厚生労働省HP：令和3年度介護予防・日常生活支援総合事業（地域支援事業）の実施状況（令和3年度実施分）に関する調査結果
- 厚生労働省：介護予防活動普及展開事業　市町村向け手引き（Ver.2），2019
- 日本言語聴覚士協会：失語症者向け意思疎通支援事業テキスト，2019

【第3章　まとめ】
- ライフステージの各段階とそれぞれの特徴を要約してみよう。
- 退院から在宅生活を再建する際の支援のポイントをあげてみよう。
- 復職・就労の支援を行う上で連携する機関・関連職種をあげてみよう。
- 終末期のかかわりにおいて基本的な考え方をまとめてみよう。
- 地域支援体制づくりにかかわる中で，言語聴覚士にかかわる市町村の事業と言語聴覚士の果たす役割を書き出してみよう。

第4章
小児の地域言語聴覚療法の展開

【本章で学ぶべきポイント】
- 小児の地域言語聴覚療法の展開の概観を理解する。
- 妊娠から乳幼児期,学童期,青年期・成人期の障害児・者を支える医療・福祉制度を理解する。
- 妊娠から乳幼児期,学童期,青年期・成人期における障害支援の原則とプロセスを学ぶ。
- 妊娠から乳幼児期,学童期,青年期・成人期における障害支援の実際を学ぶ。

I 妊娠から乳児期

　妊娠から乳幼児期は保護者への精神的な支援が特に必要な時期である。障害の有無の判定が遅い場合や,障害に対する知識がない場合,将来への不安などが原因で養育が順調に進まないこともある。医学的には早期発見で治療や障害の軽減が可能となる疾患もあり,このサービスが行政で実施されている。言語聴覚士は医療や福祉領域で乳幼児期の対象児や保護者とかかわる機会があり,この時期の支援を理解する必要があるため,妊娠から乳幼児期に提供される行政サービスと支援の原則,内容,実際を概観する。

妊娠から乳児期の障害児を支える制度

　母子保健関連施策（図4-1）の事業では，妊娠の届出・母子健康手帳の交付，妊婦健診，乳児家庭全戸訪問事業，乳幼児健康診査（乳幼児健診）が実施されている．その中で言語聴覚士として知っておくべき母子保健事業について以下に述べる．

1）母子健康手帳

　市町村は，妊娠の届出をした者に対して，母子健康手帳を交付しなければならない．妊産婦は，医師，歯科医師，助産師または保健師の健康診査または保健指導を受けたときは，その都度，母子健康手帳に必要な事項の記載を受けなければならない．母子健康手帳の様式は厚生労働省令で定められている（いわゆる「省令様式」）．母子健康手帳は各市町村で作成されるが，省令様式部分は全国共通のものを使用している．その他，各市町村

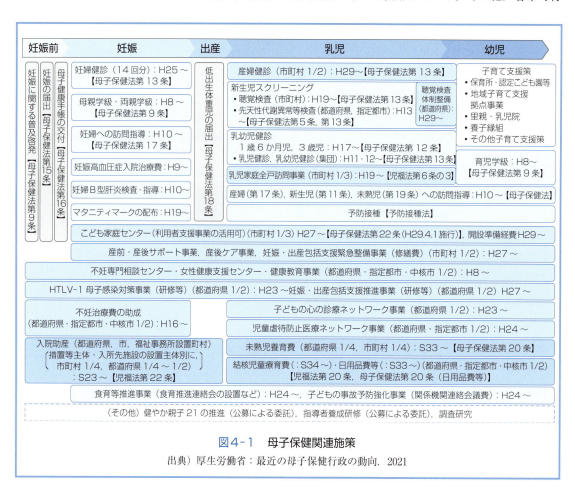

図4-1　母子保健関連施策
出典）厚生労働省：最近の母子保健行政の動向．2021

で日常生活上の注意や乳幼児の養育に必要な情報などを提供する。

母子健康手帳は，母と子の健康と成長の貴重な記録であり，言語聴覚療法において参考とするべき事項が多い。

2）保健指導

市町村は，妊産婦またはその配偶者，乳児または幼児の保護者に対して，妊娠，出産または育児に関し，必要な保健指導を行い，または医師，歯科医師，助産師もしくは保健師について保健指導を受けることを勧奨しなければならない。

3）妊婦健診

健診の頻度は妊娠の時期によって異なり，初期～妊娠23週は4週間に1回，妊娠24～35週は2週間に1回，妊娠36週～分娩は1週間に1回である。

各回に実施する基本的な妊婦健康診査の項目は，①健康状態の把握（妊娠月週数に応じた問診，診査など），②検査計測，③保健指導であり，妊娠期間中の時期に応じた医学的検査を行う。

4）低体重児の届出

母子保健法の第18条で体重が2,500g未満の低出生体重児が出生したときは，その保護者は，速やかに，その乳児の現在地の市町村に届け出る必要がある。また，必要に応じて市町村の保健師などにより，訪問指導が行われる。

5）先天性代謝異常等検査（新生児マススクリーニング）

フェニルケトン尿症などの先天性代謝異常，先天性副腎過形成症および先天性甲状腺機能低下症は，早期に発見し，早期に治療を行うことにより知的障害などの心身障害を予防することができる。このため，1977（昭和52）年度から新生児に対し血液によるマススクリーニング検査事業を実施し，疾病の早期発見・早期治療に取り組んできた（図4-2）。事業の実施主体は，都道府県および指定都市であり，検査対象者は新生児である。

従来のマススクリーニングは6疾患を対象としていたが，新しい新生児マススクリーニング法であるタンデムマススクリーニング法は，より多くの疾患のマススクリーニングを実施できる。検査費用は自治体が負担するため無料だが，採血料と精密検査が必要になった場合には保護者が負担する。また近年，自己負担はあるが追加して拡大新生児スクリーニングを実施することもできるようになっている。

先天性代謝異常症とは，遺伝子異常により代謝に必要不可欠な酵素が不

タンデムマススクリーニング法
東京都では，2024（令和6）年4月1日から新たに3疾患が追加となり，検査対象疾患は23。

代謝
生体内の細胞で行われているすべての化学反応。食物に含まれる栄養素を消化・吸収し，不要になったものを排泄すること。

極低出生体重児
出生体重1,500g未満の新生児。

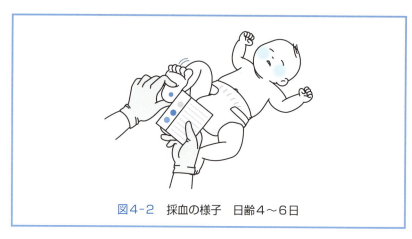

図4-2　採血の様子　日齢4～6日

足することを原因として発症する。代謝が，生まれつき正常にできないために，様々な症状を引き起こす。生まれたときは健康にみえても，適切な対応をとらないと身体障害や発達の遅れなどの障害が発生するおそれがある。生まれてから間もなくして，痙攣や意識障害，哺乳障害，呼吸障害などの症状がみられることがある。短期間のうちに亡くなってしまうこともある。

その一方，年齢を経てから初めて診断されることもある。風邪や脱水などにより，身体にストレスがかかっている状況において，倦怠感や疲れやすさ，痙攣や意識障害などが顕在化して初めて病気に気づかれることもある。しかし，これらの病気は早期に発見し適切な治療を続けることで，障害の多くを未然に防ぐことができる。こうした取り組みが「新生児マススクリーニング」で実施され，世界各国で行われている。

6）新生児聴覚（スクリーニング）検査（NHS）

「新生児聴覚検査」は，聴覚障害の早期発見・早期療育を図るために，新生児に対して実施する。新生児聴覚検査には，おおむね生後3日以内に実施する「初回検査」，初回検査においてリファー（要再検）であった児を対象として，おおむね生後1週間以内に実施する「確認検査」がある。

新生児期に発見される難聴（中等度以上，両側性，不可逆なもの）は，学童期までに発見可能な難聴のうち約60％である。このうち半数は，特別なリスク要因がない。検査をしてみなければ難聴は発見できない。近年では，出生直後に新生児聴覚スクリーニング検査により，他覚的に聴覚を評価して，早期発見をする取り組みが行われている（図4-3）。

難聴のハイリスク要因には，①極低出生体重児，②重症仮死，③高ビリルビン血症，④子宮内感染（風疹など），⑤頭頸部奇形，⑥聴覚障害合併のある先天異常症候群，⑦先天聴覚障害の家族歴，⑧耳毒性薬物使用（妊

NHS：newborn hearing screening

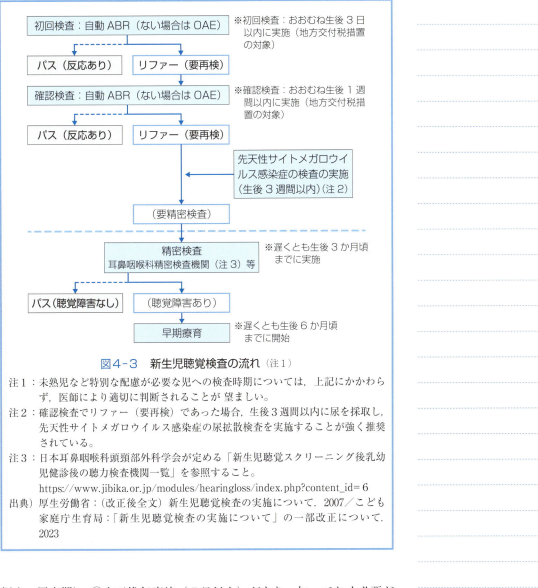

図4-3　新生児聴覚検査の流れ (注1)

注1：未熟児など特別な配慮が必要な児への検査時期については，上記にかかわらず，医師により適切に判断されることが望ましい。
注2：確認検査でリファー（要再検）であった場合，生後3週間以内に尿を採取し，先天性サイトメガロウイルス感染症の尿拡散検査を実施することが強く推奨されている。
注3：日本耳鼻咽喉科頭頸部外科学会が定める「新生児聴覚スクリーニング後乳幼児健診後の聴力検査機関一覧」を参照すること。
　　　https://www.jibika.or.jp/modules/hearingloss/index.php?content_id=6
出典）厚生労働省：（改正後全文）新生児聴覚検査の実施について．2007／こども家庭庁生育局：「新生児聴覚検査の実施について」の一部改正について．2023

娠中，周産期），⑨人工換気療法（5日以上）があり，知っておく必要がある。

　厚生労働省[1]は，2022（令和4）年度において新生児聴覚検査について公費負担を実施している市区町村の割合は80.0％と報告しており，公費負担で実施していない市区町村もある。また，検査により把握した聴覚障害児に対する療育が遅滞なく実施されるための指導援助を行っている市区町村の割合は，87.9％（1,530市区町村/1,741市区町村）である。

7）乳幼児健康診査（乳幼児健診）(表4-1)

　乳幼児健診は，母子保健法にて，市町村は1歳6か月児および3歳児に

ABR：auditory brainstem response　　OAE：otoacoustic emission

側注
重要な月年齢 key monthともいう。

表4-1　各月齢でのチェックポイント

3～4か月児	6～7か月	9～10か月
・首がすわる ・声を出して笑う ・養育者の顔を 　じっと見つめる	・寝返りをする ・お座りをする ・物をつかむ ・人見知りをする ・離乳食を嫌がらない	・ハイハイ ・つかまり立ち ・指でつまむ ・後追い ・喃語 ・バイバイに反応

対して健康診査を行う義務がある。しかし，その他の乳幼児に対しては「必要に応じ」とされているため，3，4か月児健診はほぼ全市町村で実施されているが，1か月児健診，6，7か月児健診や9，10か月児健診，5歳児健診などは地方自治体の裁量によって実施される。実施方法は集団あるいは医療機関に委託して個別で行われる。ここでは乳児の乳幼児健診について述べる。

（1）1か月健診

出産後初めての健診であることから，家庭での育児が順調かどうかを評価するという意味で重要な月齢である。体重は1日20～50g，1か月で1,000g前後増加する。筋トーヌス，モロー反射（左右対称かどうか），姿勢の異常などを観察する。また，音や光に対する反応，聴覚スクリーニングなどが行われる。

（2）3～4か月健診

「成長と発達」をチェックするために**重要な月年齢**で，健診では「追視」「首のすわり」「声（cooing）を出して笑う」「母親の顔をじっと見つめる」などの乳児の社会性の発達を評価する時期である。また，モロー反射など原始反射の大部分は消失する時期であり，反射の状況も評価する。BCG予防接種を3～4か月児健診に実施している自治体もある。

（3）6～7か月健診

健診の重要な月年齢で，お座りや寝返りができるようになり，姿勢を自分で変えられるようになることに加えて，周囲への関心が高まるとともに親・保護者と他人とを区別する（人見知り）機能が備わる時期である。ほしい物があると声を出し，手を伸ばしてつかんで口にもっていくこともある。

（4）9～10か月健診

姿勢を変える機能が安定し，つかまり立ち，つたえ歩きやハイハイによる移動が可能になる時期である。微細運動の発達は，指でつまむ，手を打ち合わせるなどがみられる。人見知りが少なくなり，大人に自分から抱いてもらいたがる。喃語が増加し，ことばの真似をすることも始まる。

BCG：Bacille de Calmette et Guérin

8）子どもの医療費助成

　子どもが怪我や病気をした際に必要となる医療費については，国の「医療費助成制度」に加え，住んでいる市や町の自治体が助成する「乳幼児医療費制度」がある。また，自治体によっては子どもへの医療費の自己負担額が無料になるところもあり，医療費にまつわる制度は自治体それぞれで異なっている。住んでいる地域ごとに確認する必要がある。

（1）国による小児医療費助成

　日本の医療保険制度では健康保険法の原則として，0歳から小学校入学前（6歳まで）の子どもへの医療費負担は自己負担が2割に軽減される。小学生以上になると，医療費負担は3割になり，69歳までの大人と同等の額の医療費となる。

（2）地方自治体の医療費助成制度

　子どもにかかる医療費の負担を2～3割軽減するため，「子どもの医療費助成制度」の取り組みが各地方自治体で進み，現在では全国すべての地方自治体が独自の助成制度を制定している。乳幼児医療費制度として，自己負担額の無料または一部負担の助成を行っている場合があり，住んでいる地域で差が生じている。また，地方自治体の助成する乳幼児医療費制度は，対象となる年齢にも差がある。中学校卒業までの医療費を助成する自治体が最も多く，小学校就学前までの自治体や，大学卒業まで助成する自治体もあり，各地方自治体の財政状況によって差が生じている。

　乳幼児医療費制度における所得制限を設ける地方自治体も多くなっている。

2　妊娠から乳児期の障害支援の原則とプロセス

　妊娠確定後，母子保健法によるサービスで母子健康手帳の交付や妊娠健診などが受診できる。妊娠が判明し，障害児の可能性があり不安がある場合はNIPT（新型出生時前診断），さらに詳細に調べるには羊水検査を受けることもできるが，福祉制度上のサービスではなく自費となる。検査の結果で，複雑な判断を迫られる場合は，母子保健法によるサービスで妊産婦の訪問指導等があり，アドバイスが得られる。

　市町村は必要に応じてこども家庭センターを設置し，母性ならびに乳児および幼児の健康の保持および増進に関する包括的な支援を行う。

　言語聴覚士が妊産婦にかかわる機会は限られているのが現況である。市町村の保健センターなどに勤務する言語聴覚士は，妊娠の不安に対応し助言することもある。出産後，重度の心身障害やダウン症などの染色体異常

母　性
母子保健法で，妊娠，出産という機能を果たす女性そのものをさす。

NIPT：non-invasive prenatal genetic testing

で早期に障害が発見されたときは医療機関の言語聴覚士が保護者に対応する。その場合，養育上の助言が主な内容である。またわが子の障害を知った家族のショックや戸惑いに対して，丁寧な説明や心理的サポートが求められている。

1）妊娠期から子育て期にわたる切れ目のない支援

国は妊娠期から子育て期にわたる切れ目のない支援のために，こども家庭センターに保健師等を配置して，「母子保健サービス」と「子育て支援サービス」を一元的に提供できるよう，きめ細かな相談支援などを行っている。

国は，母子保健法を改正し，子育て世代包括支援センターを法定化（2017年施行。法律上は「母子健康包括支援センター」）して，全国展開を目指した。さらに，児童福祉法等の一部を改正する法律（2022年）において，「子育て世代包括支援センター」と「市区町村子ども家庭総合支援拠点」の設立意義・機能を維持しつつ見直しを図り，こども家庭センターに改称，2024年4月より「こども家庭センターガイドライン」により実施されている。

そのこども家庭センターを中心に妊娠，出産，子育てにかかわる保健・医療・福祉の関係機関が連携を強化している。それにより切れ目のない支援を行えるよう，個別支援および連携会議などを行い，母子保健・子育て・虐待防止対策に取り組んでいる。

2）地域言語聴覚療法でかかわる職種（表4-2）

言語聴覚士は，対象児・者の能力を十分に発揮し，円滑にコミュニケー

表4-2　各職種の法律と成立年などについて

職種	法律	成立年	国家資格など
保育士	児童福祉法	1947年	○
医師	医師法	1948年	○
歯科医師	歯科医師法	1948年	○
看護師・保健師・助産師	看護師保健師助産師法	1948年	○
理学療法士・作業療法士	理学療法士及び作業療法士法	1965年	○
視能訓練士	視能訓練士法	1971年	○
社会福祉士・介護福祉士	社会福祉士及び介護福祉士法	1987年	○
義肢装具士	義肢装具士法	1987年	○
救急救命士	救急救命士法	1991年	○
精神保健福祉士	精神保健福祉士法	1997年	○
言語聴覚士	言語聴覚士法	1997年	○
公認心理師	公認心理師法	2015年	○
介護支援専門員（ケアマネジャー）	介護保険法	1997年	都道府県知事の登録（公的資格）
臨床心理士	—	1988年認定開始	日本臨床心理士資格認定協会の資格

ションをとることができるよう，対象児・者の評価や訓練だけにとどまらず環境調整も大切な業務である。

様々な問題に対して言語聴覚士だけで解決しようとせず，他職種との連携をとって援助していくことが求められる。

（1）医療関係

医療的処置を必要とする乳幼児の支援では医療関係者との連携が求められる。重度の障害や医学的治療の必要性が認められる対象児は家庭で養育できるようになるまでは特に，帰宅してもなお医療関係者とのつながりは強い。したがって，対象児と関係がある医療職との連携は不可欠である。

医師や看護師は初期から対象児の状況を理解しているので，情報の相互提供が求められる。また，保健師は，地域住民の健康問題を把握し，保健指導に従事する職種であるため，都道府県や市町村が設置する保健所・市町村保健センター，地域包括支援センターなどに勤務している。言語聴覚士は保健所などが行う健康教室，リハビリ相談会，発達相談会，乳幼児健診などで協働することが多い。

その他，薬剤師，管理栄養士・栄養士，歯科医師，歯科衛生士とのかかわりもある。歯科衛生士は歯科保健指導などを行う職種で，自宅訪問指導も行っており，口腔ケアや摂食嚥下指導なども実施する。乳幼児・妊婦や産婦に対して，歯磨きや歯並びなどの相談や指導を実施している。

管理栄養士・栄養士は，疾患や症状・栄養状態に適した栄養指導や給食管理，栄養管理を行う。摂食嚥下障害の程度に合わせた食べやすい食物の紹介や調理の仕方なども指導する。言語聴覚士と対象児の情報交換が必要となる。

（2）福祉行政関係

福祉行政機関は，対象児の生活の質をよりよいものにするための情報を提供する。また，児童発達支援の受給者証や障害者手帳の申請は行政機関で手続きが行われる。

① **社会福祉士**　医療・福祉・教育・行政機関などにて，様々な理由で日常生活を営むのに問題がある人からの相談に対して助言・指導・援助を行う職種である。病院，施設，地域包括支援センターなど様々な場所に勤務している。小児領域では，虐待や貧困などの理由で保護者からの養育を受けられない子どもや，精神障害や発達障害のある子ども，非行少年など，児童を対象とした施設としては，児童相談所や発達支援センターなどがある。言語聴覚士とは対象児に必要な社会福祉制度の利用についての情報などを共有する。

② **児童相談所職員**　各都道府県に設けられている児童福祉の専門機関である児童相談所に所属している。そこで児童にかかわる様々な問題に

ついて，家庭や学校などからの相談や指導，児童の一時保護などに対応する職員である。相談のあった子どもについては，それぞれの状況を理解した上で，問題解決のための評価を行う。場合によって，言語聴覚士がかかわることもある。

③ **公認心理師・臨床心理士**　公認心理師は，厚生労働省と文部科学省の管轄する心理職の国家資格として2015（平成27）年に成立した。臨床心理士は，日本臨床心理士資格認定協会による民間認定資格である。公認心理師・臨床心理士は，対象者の精神心理的問題・不適応行動などへの援助・改善指導や心理検査，知能検査などを行う職種である。パーソナリティ評価や障害の受容に対する評価，カウンセリングなど心理的支援を行う。乳幼児健診にも参画している市町村もあり，子どもの発達のアセスメントを行ったり，育児相談を実施している。公認心理師の職域は，医療，福祉，教育，司法，産業分野と多岐にわたる。健診等で実際にかかわる場合や，教育分野等で言語聴覚療法の対象者に関する情報を共有する機会もある。

3　妊娠から乳児期の障害支援の実際—ダウン症児を養育している保護者の地域サービス支援状況

以下は，33歳で初産の母親がダウン症児を出産し，乳・幼児期に地域支援サービスを受けた状況である。この事例から妊娠から乳幼児期の障害を支える制度の現実と問題点を考えてみたい。

【事例】 A児　2歳1か月男児

本児の母親は妊娠31週のとき切迫流産で入院した。入院中本児が胎在33週のときに同病院で偶然小児の循環器を専門とする医師の診察があった。そのときに胎児に心室中隔欠損があり，出産後手術が必要であると知らされた。母親は36週で退院したが，37週目生下時体重2,678gで出産した。出産後すぐに顔貌からダウン症ではないかと母親は思った。また，医師から遺伝子検査を勧められ，受検した結果ダウン症だった。

妊娠中に判明した心室中隔欠損を治療するため，本児は生後1か月半で1回目の，8か月で2回目の手術を受けた。母親の心痛は，本児がダウン症で障害があるということより，術後の体調不良により生命維持が危険な状態が続いていることにあった。

この頃は主に，医療機関のスタッフと相談することが多く，産後の市町村からのサポートはなかった。本来は1か月で保健師による新生児訪問の予定であったが，本児は生後3か月まで心室中隔欠損治療で入院していたため，生後4か月の退院後に保健師が一度だけ新生児訪問をした。退院後，経管栄養だったため，訪問看護を依頼しそのケアを指導された。

授乳に関して，生後すぐは経口摂取できていたが，呼吸困難が顕著になり医師の判断で経口摂取を中止し，生後2週間目から経管栄養になった。生後1か月で手術を受けてからは経口摂取が可能となったが，術後2週間で心嚢水が貯留した。その治療のために特殊ミルクを使用したが，それは飲まなかった。おそらく，ミルクの味が嫌いだったものと母親は感じている。そのため，再び経管栄養になった。4か月で退院し，その後2週間ほどで抜管した。それ以降は経口でミルクを飲ませた。特殊ミルクは生後7か月まで続いた。

　10か月健診は，母親の入院のため，1歳過ぎとなってから，自宅に地域の保健師が訪問して行った。

　本児が通っていた小児医療センターの紹介で，1歳4か月から療育施設に通園するようになった。そこでは，理学療法を月に2回受け，内容は歩行獲得に向けた筋力訓練，基本動作訓練だった。2歳1か月では，遊びながら膝立ちとつかまり立ちを促している。作業療法は月に1回で，摂食相談，バランス訓練，ブランコやトランポリンで感覚を刺激している。また，訪問リハビリテーションも同時期から始めた。この紹介も小児医療センターで，内容は療育施設と類似していた。

　1歳5か月で合併症チェックのため，耳鼻科と眼科を受診したが，問題はなかった。1歳8か月に心臓手術でワイヤーを入れた胸骨部分に水が溜まり，ワイヤー抜去の手術を受けるため，2週間程度入院した。

　1歳11か月で初語，2歳で伝い歩きと，現在2歳1か月であるが順調に成長して，母親は職場復帰を考えている。そのため，1歳11か月で児童発達施設を探し始めるが，本児に適する児童発達施設が見つからず，市役所に施設について問い合わせをしたが，「自分で探してもらうしかない」という返答だった。2歳1か月の現在，相談事業所との契約でサービスの仲介を依頼し，施設探しを継続している。また，今後，保育所入園や療育手帳の申請について，市役所の保育課や障害福祉課で相談する予定である。

　本例のように生後すぐに障害が判明しても行政機関からのサポートは少なく（本例では保健師による訪問のみがあった），保護者自身が自ら探さなければサービスは提供されにくかった。母親の感想として，行政機関より医療機関とのかかわりが多くそこで十分なサポートをしてもらえたとのことだった。

　本例では，母親の職業が医療関係であることから，医療的知識があり，積極的に行政サービスを探し訪問看護，訪問リハビリテーション，療育施設通園とサービスを受けられたが，どうしてよいかわからない保護者の存在は否定できない。生後すぐに障害が想定される乳幼児の保護者に対して行政機関はさらにわかりやすく，親切なサービスの広報と提示が望まれる。また，児童発達施設の選択に関しても，障害がある幼児を療育しながら施

設探しをしなければならない保護者の負担を考慮して，行政からの選択支援が受けられるようなシステムを期待する。

Ⅱ 幼児期

　生まれてから目まぐるしい成長をみせる赤ちゃんが，満1歳を迎える頃には，自分で歩き出し，指さしや喃語が出始め，次第に意味のあることばを話し出す。そのような過程にあって，わが子の発達に不安を抱く保護者は少なくない。ここでは，「障害」という確定した状態だけでなく，「子どもの**発達を支える**」という視点から幼児期の支援について説明する。

1 幼児期の障害児を支える制度

1）障害児通所支援─児童発達支援を中心に

　障害のある幼児とその保護者が支援を受けるために通う施設は，知的障害や難聴，肢体不自由等，障害種別に分かれていたが，児童福祉法改正により2012（平成24）年に「障害児通所支援」に一元化された（図4-4）。

　そのうちのひとつである「児童発達支援」は障害や発達に心配のある幼児とその保護者が通所支援を受ける場である。主に就学前の対象幼児に対して，それぞれの発達過程や特性に応じた目標を達成するために支援を行

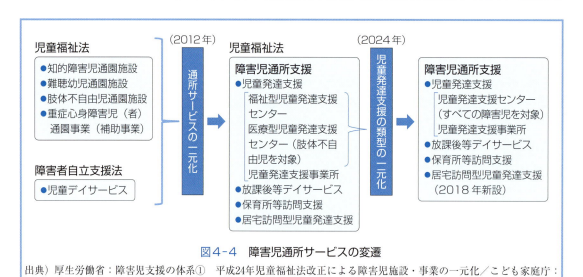

図4-4　障害児通所サービスの変遷

出典）厚生労働省：障害児支援の体系① 平成24年児童福祉法改正による障害児施設・事業の一元化／こども家庭庁：児童福祉法等の一部を改正する法律（令和4年法律第66号）の概要を参考に作成

う。児童発達支援を担う施設は、地域の中核的な支援施設である「福祉型児童発達支援センター」と、小規模でより身近で支援を受けられる「児童発達支援事業所」、主に肢体不自由児を対象とし、医療機能を有した「医療型児童発達支援センター」に分けられた。このほかに、「放課後等デイサービス」や「保育所等訪問支援」があり、2018（平成30）年度には「居宅訪問型児童発達支援」が新設された（表4-3）。

その後、児童発達支援センターの役割および機能の明確化や、「福祉型」と「医療型」の分類については検討が重ねられてきた。医療型児童発達支援センターの数は少なく、リハビリテーションを含む医療の介入が必要な場合は、児童発達支援の利用に加えて別途医療機関で受けることが実態である。また、身近な地域に医療型児童発達支援センターがある場合、肢体不自由以外の障害児は、当該事業所以外で利用先を探す必要が生じている[2]ことなどから、児童発達支援センターの障害種別による区分をなくし、多様な障害の子どもを受け入れられるようにしていくことが求められてきた。そして、2024（令和6）年に児童福祉法の一部改正に伴い、児童発達支援センターの類型（福祉型・医療型）の一元化が行われた（図4-4）。

施設の利用に際し、必ずしも障害の確定診断が必要ではなく、発達の遅れが疑われる幼児も身近な地域で支援を受けることができる。"身近な地域で支援が受けられる"ことは単に物理的な距離で通いやすいということだけではなく、その地域で生きる力や育つ力を支えることである。支援者は子どもの能力的な改善だけではなく、地域社会で楽しく豊かに自立して生きていくことも目指し、支援を行う。そのためには「本人への支援」だけでなく、子どもを支える「家族への支援」、そして社会生活の基盤となる保育所、認定こども園、幼稚園などとの連携を含めた「地域への支援」を並行して行う必要がある。

2）乳幼児健康診査後のフォロー

地方自治体で行われる1歳6か月児健診と3歳児健診は母子保健法に基

表4-3 障害児通所支援の内容

	支援の内容
児童発達支援	日常生活の基本的な動作の指導，知識技能の付与，集団生活適応のための指導などを行う。肢体不自由児には必要な治療を行う
放課後等デイサービス	授業終了後または休校日において，生活能力の向上のために必要な指導，社会との交流の促進等を行う。日常生活における自立活動や創作的活動，余暇の提供などを行う
保育所等訪問支援	児童が通う保育所や小学校等に訪問して，集団生活に適応できるよう具体的な支援や助言を行う。本人への直接支援と，訪問先施設の職員に対する間接支援を行う
居宅訪問型児童発達支援	通所での支援が受けられない重度な障害がある児童の居宅を訪問し，日常生活における基本的な動作の指導，知識技能の付与等の支援を行う

出典）厚生労働省：障害児支援の体系① 平成24年児童福祉法改正による障害児施設・事業の一元化を参考に作成

表4-4　健診後のフォローの方法

・地区担当の保健師からの電話による経過フォロー
・心理士や言語聴覚士等の専門職による個別相談
・遊びのグループ活動への参加
・保健師による家庭訪問

づいて行われる。母親の妊娠・出産から母子の健康を支える制度のひとつであり，地域の子ども全員を対象とする健診の場は，様々な支援につながる入口となり得る。

その健診の場で，子どもの身体機能や発達に心配があったり異常が疑われたりする場合，必要に応じた支援を検討していくことからフォローが始まる。表4-4のとおり，健診後のフォローの方法は子どもの状態や保護者の意向によって選択するが，言語聴覚士一人では対応できない。保健師をはじめとする保健分野の専門職と情報を共有しながら一歩ずつ進めていくことが重要である。また，親子の生活をより身近で感じながら，地域資源を活用することが必要となる。

例えば，1歳6か月児健診の際に，「ことばが遅い，ことばが出ない」という相談が多く聞かれる。問診などの内容から難聴や発声発語器官の器質的異常が疑われた場合には速やかに医療機関を紹介し，精密検査を勧める。この際，保護者の不安に寄り添い，正確な検査を行う必要性について丁寧に説明することが求められる[3]。

一方で，聴力低下など明らかな原因はないが発達の遅れが疑われる場合は，即座に医療機関を紹介するのではなく，表4-4のような方法でフォローしていく。保護者の了承が得られない場合には，地区担当の保健師がきょうだいの健診や新生児訪問などの機会を利用して，その後の発達の経過を確認することもあり，他職種との連携なくしてはなし得ない。

子どもの状態をみて専門的支援が早期から必要であったとしても，保護者の意向に反する支援の提案を無理強いすることはその親子にとってマイナスに働く可能性があることに留意する。言語聴覚士として健診後のフォローに携わる場合，「子どもの発達状況に合った支援の選択」という視点だけでなく，「保護者の意向に合った支援の選択」の双方が求められる。「保護者の思いに寄り添いながら子どもの成長をどう支援していけばよいか」という視点で常に考えていくことが重要である。

3）医療機関での外来診療

脳性麻痺やダウン症，難聴や低出生体重児，口蓋裂など出生前に病気や異常が見つかると，大学病院や総合病院で診察・治療を受ける中で，必要に応じて言語聴覚士や作業療法士，理学療法士（以下，言語聴覚士等）に

よる評価・指導につながる。大学病院などの高度医療を担う病院では，生活基盤のある地域の医療機関や療育機関と連携して医療を提供する場合が多く，身近な地域で療育を受けられる体制を整えることはメリットが大きい（例えば，ダウン症児の場合，心疾患などの合併症の治療・経過観察は専門の医療機関で行い，運動発達や言語発達，摂食指導などは地域の機関で支援を受けることがある）。

医療機関の外来診療は，発達の遅れや疑いのある子どもが健診やかかりつけ医から医療機関に紹介され，医師の診断に基づいて言語聴覚士等を受診することもある。しかし，幼児期の段階で医療機関を受診するということは，すべての保護者にとって容易にできることではない。支援の場においては，保護者の不安などにも配慮し，ことばを選び説明することが必要である。

4）保育所，認定こども園，幼稚園等への巡回支援と保育所等訪問支援

障害や発達に心配のある幼児が在籍する園に，言語聴覚士等が訪問し，園の職員や保護者の相談を受け・助言を行う保育所等訪問支援は，障害児通所支援のひとつとして位置づけられる。都道府県や自治体の事業である巡回支援とは役割や特徴が異なる（表4-5）。

障害のある子どもが将来的に地域で生活していくことを見据えた支援が必要である。児童発達支援センターや事業所，医療機関のみで支援を完結するのではなく，保育所や幼稚園，さらには小学校と，長く続いていく子どもの未来に携わる専門家や支援者とともに，目標を共有し，子どもたちの成長を支えていくという視点をもつことが大切である。

2 幼児期の障害児支援の原則とプロセス

対象幼児とその保護者が必要な支援を受けるために，支援機関それぞれ

表4-5　一般的な巡回支援と保育所等訪問支援の役割と特徴の違い

	巡回支援	保育所等訪問支援
役割	専門職等が集団生活の中で発達が心配される子どもを観察し，施設職員や保護者に適切な助言を行うとともに必要な支援につなげる	障害や発達の遅れがあることを保護者も認識した上で子ども本人が集団生活の中でも健やかな成長が得られるよう，施設職員とともに育ちを支える
特徴	・都道府県や自治体の事業として行われている ・施設の要望に対応して支援を行う ・単発の相談が中心で一度に複数人の観察を行うこともある ・保護者の理解や受容に時間を要することがある	・保護者が通所受給者証の申請手続きを行い利用する ・保護者の要望に対応して支援が行える ・一人の対象児に対して継続的に支援を行う ・利用には施設の協力が必要となる

※巡回支援は，自治体や制度によって内容が異なることがある。

第4章　小児の地域言語聴覚療法の展開

> **障害児相談支援事業所**
> 障害児通所支援等を利用する際に，各種サービスの情報提供や利用調整などを行う。
> 相談支援専門員がおり，計画立案やモニタリング，相談対応を行う。

の原則と支援までのプロセスを踏まえた言語聴覚士のかかわりを述べる。

1）児童発達支援の利用の流れと言語聴覚士のかかわり

まず各自治体の窓口で「通所受給者証（以下，受給者証）」の交付を受ける。受給者証とは，児童福祉法に基づいて提供されるサービスを受けるために必要な証明書であり，それにより利用料の負担が免除される。申請の手続きの概要を図4-5に示す。

「発達が心配だがサービスを受ける必要があるかどうかわからない」「見学といっても内容がうちの子に合っているかわからない」という心配や不安を抱える保護者は少なくない。昨今は独自の特色をもった事業所が増え，サービス内容も様々である。最初は保健センターなど自治体の窓口や児童発達支援センター，医療機関（かかりつけ医）や障害児相談支援事業所に

```
┌─────────────────────────────┐
│ 保健センターや障害児相談支援事業所      │
│ などで障害児通所支援の利用について      │
│ 相談                          │
└─────────────────────────────┘
              ↓
┌─────────────────────────────┐
│ 児童発達支援センターや事業所の見学      │
│ 空きや内容を確認                 │
└─────────────────────────────┘
              ↓
┌─────────────────────────────┐
│ 各自治体の窓口に支給申請            │
│ 「申請書」+「障害児支援利用計画（案）」  │
│ の提出※                       │
└─────────────────────────────┘
              ↓
┌─────────────────────────────┐
│ 支給決定（市町村）               │
│ 保護者へ通所受給者証の交付          │
└─────────────────────────────┘
              ↓ サービス担当者会議・障害児支援利用計画の作成※
┌─────────────────────────────┐
│ 児童発達支援センターや事業所との契約    │
│ アセスメント                    │
└─────────────────────────────┘
              ↓ 個別支援計画（案）の作成※
              ↓ 個別支援会議・個別支援計画の作成※
┌─────────────────────────────┐
│ サービスの利用開始               │
└─────────────────────────────┘
              ↓
┌─────────────────────────────┐
│ 定期的なモニタリング※            │
└─────────────────────────────┘
```

図4-5　児童発達支援利用までの流れ

※障害児支援利用計画および個別支援計画については表4-6を参照。自治体によっては，保護者が障害児支援利用計画を作成（セルフプラン）することもある。

相談し，手続きを進めることが不安を抱える保護者には望ましい。

　自治体への申請の際には，申請書と「障害児支援利用計画案（表4-6）」の提出が必要であり，障害児相談支援事業所の相談支援専門員が子どもや保護者の意向に沿って支援計画を立てる。また，自治体によっては申請の際に，医療機関の診断書や意見書が求められる場合がある。受給者証の交付と併せて保護者は利用する事業所と契約を結び，児童発達支援管理責任者と面談し，アセスメントを行い，より具体的な「個別支援計画案（表4-6）」を立案する。その後，事業所内で個別支援会議を開催し，支援内容を協議した上で個別支援計画の本案を作成し，いよいよサービスの利用が開始となる。その中で言語聴覚士は専門性を活かして相談や評価，指導に当たる。保護者の意向を汲み取りながら，対象児を評価し，結果を職員間で共有するとともに支援の必要性を見極め，支援内容の判断や，支援計画の立案，その後具体的な指導にかかわる。このとき，保健センターや相談支援専門員など他機関との連携や情報の共有を行うこともある。施設内外にかかわらずお互いの役割を理解し合い，支援目標に向けて専門性を尊重し合うことが重要である。

　モニタリングでは，保護者に対する聞き取りを定期的に行うことが定められており，その結果を踏まえて個別支援計画の見直しを行う。利用期間は受給者証に記載されているが，利用を継続する場合には更新手続きが必要となる。利用初期には，"障害"という言葉が用いられることに戸惑いをみせる保護者もいる。子どもの成長を定期的に確認し合い，保護者の心理に配慮し丁寧に相談を重ねることが望ましい。

2）乳幼児健診後のフォロー体制の流れ

　健診から個別相談につながるケースには，保護者から保健師などに相談された場合や，健診の場で発達の遅れについて指摘される場合など様々である。いずれにしても複雑な思いを抱いていることに配慮し，子育ての大変さを労いつつ，家庭でできるかかわり方やコミュニケーション上の工夫を具体的に伝える。そして，月齢に沿った発達の見通しを伝えることで，保護者は「次はこんなことができるといいんだ」と成長のイメージをもつ

> **児童発達支援管理責任者**
> 児童発達支援センター等に1名以上配置され，支援の質や計画の管理，関係機関との連携や相談等の業務を担っている。

表4-6　障害児支援利用計画と個別支援計画の違い

計画の種類	作成者	内容
障害児支援利用計画	相談支援専門員	保護者の意向に沿って総合的な支援方針を立てる。複数の事業所利用の見通しを立てながらその都度最適なサービスが受けられるよう計画を立案する
個別支援計画	児童発達支援管理責任者	総合的な支援方針を踏まえて，より具体的な目標と支援の方法を計画に明記する。6か月以内に見直しを行い，達成度の評価などを行う

♪ 保育所等訪問支援─利用の流れ ♪♪
　保育所等訪問支援を利用するためには受給者証の交付を受けることが必要となり，障害児支援利用計画の作成や，保育所等訪問支援事業所と保護者の契約，個別支援計画の作成までは児童発達支援とほぼ同様の流れとなる。
　保護者と事業所，訪問先機関の日程を調整した上で，発達支援に熟練した保育士や児童指導員，心理士や理学療法士，作業療法士，言語聴覚士などが訪問支援員として現場に出向く。子どもの集団生活への適応をサポートする直接支援や，子どもの課題や支援の方法について施設職員と共有する間接支援を行い，希望に応じて保護者や施設職員との面談を通して課題の整理を行っていく。
　保育所等訪問支援は地域機関に集積された専門性を出前して，地域での育ちを支援する新しい事業である[4]。同時に，子どもと園，保護者と園をつなぐことで，子どもと保護者の双方が「地域で育つ」ことを支えていく支援でもある。

ことができ，育児の不安を楽しみに変え，保護者が子どもの成長を喜べるよう支援することも役割のひとつである。
　例えば，1歳6か月児健診で発語がなく，指さしが難しいという親子に対して図4-6のような相談場面のやり取りがあった。このとき，保護者が「○○ができなければならない」という焦りを感じ，「自分だけが頑張らなければならない」というプレッシャーを与えないよう気をつける。「次にこんなことができるようになるために，今のかかわりが大事なんだ」「自分一人ではなく，皆で子育てをすればいいんだ」と思えるよう，言語聴覚士

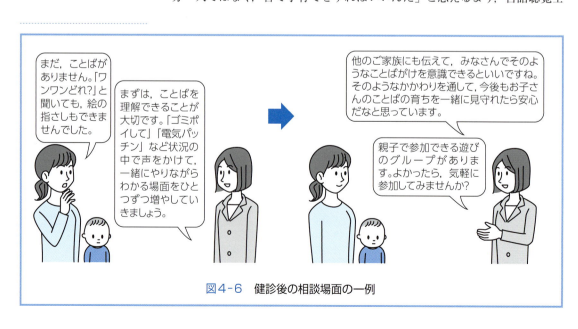

図4-6　健診後の相談場面の一例

♪　乳幼児健診後のフォロー体制―A市での取り組み　♪♪

　乳幼児健診後のフォロー体制についてA市の流れを参考に述べる（次ページ図）。1歳6か月児健診の場で気になる子どもがいた場合，保健師が心理士の個別相談に誘う。そこから，図4-6に述べたような流れを例に今後のフォローの仕方について提案する。遊びのグループ活動は2回/月×3か月（全6回）を1クールとしており，保育士が中心となり毎回異なるテーマ遊びを行う。ほかには保健師，心理士，家庭児童相談員といった多職種がかかわり，保護者と子どもの双方をサポートする。家庭児童相談員は主に保護者の悩みを中心に聞き，保護者が抱える育児ストレスに耳を傾け，時には虐待を意識しながら保護者を支えることもある。1クールが終わる頃には2歳を目前とする月齢となり，今後の方針を支援者で話し合い，引き続きフォローが必要なのか，必要な場合はどのような支援が望ましいのかを検討する。同時に心理士の個別相談の場を設けることもあり，改めて子どもの発達をアセスメントし，保護者の意向を聞きながら方針を決めていく。医療や児童発達支援等の療育機関の提案，個別相談の継続や2～3歳児を中心としたグループ活動に参加し引き続き経過をみる場の提案，幼稚園の2歳児保育（プレ保育）などに参加しながら3歳児健診まで様子をみる，といった選択肢がある。いずれの選択にいたったとしても保護者とは「何か心配なこと，困ったことがあればいつでも相談ができる」という関係を築いておくこと，支援機関は必ずしも医療や療育機関とは限らず，保育所，幼稚園やこども家庭センターの利用など見守りの目がある場につなぐことが重要である。その後の成長過程の中で再び心配を感じたとき，家庭のみで抱えることがないよう，支援の手がすぐに差し伸べられるようにしておくことが何よりも重要である。

　3歳児健診後の流れもおおむね同様であり，健診の場で気になることがあった場合，次ページ図に示したようなフォローの方法を検討するが，3歳児健診後にグループ活動に参加するケースのほうが少ない現状にある。その背景には，2005（平成17）年に発達障害者支援法が施行され，発達障害の早期発見に力を入れてきた自治体が多いことが考えられる。また，月齢的に経過をみるという視点ではなく医療や療育に積極的につなげていくことが1歳6か月時より多いことも理由のひとつである。ほかに，3歳を過ぎる頃には保育所や幼稚園で集団生活を開始している子どもが多く，そのような場合には所属集団へ心理士や保健師が巡回支援として訪問し，園と連携をとりながら必要な支援につないでいく。

　3歳児健診で気になることがなかった場合でも，集団生活が始まり入園後に集団になじめないなどの心配が生じてくる場合も少なくない。そのようなときは，自治体で行っている巡回支援の利用や園から保護者へ日常の様子を伝えるとともに相談先などの情報提供を行う。また，自治体によっては5歳児健診を実施しており，就学を見据えて子どもと保護者の心配に対して支援を行っていく体制がある。

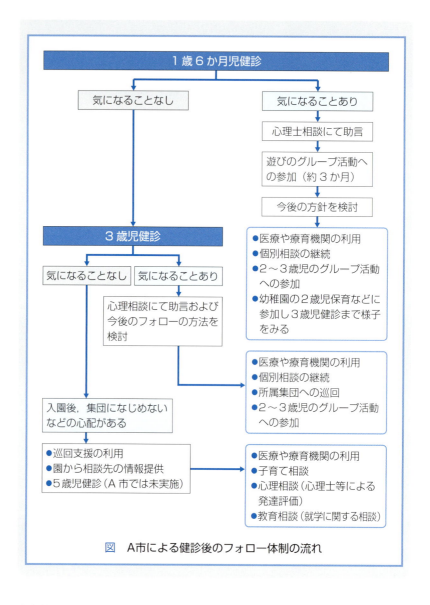

図　A市による健診後のフォロー体制の流れ

も支援者の一人として手伝いたいという気持ちを伝えることが大切である。

3）5歳児健診とその後のフォロー体制

　5歳児健診は，1歳半や3歳児健診では発見が困難であった発達障害の特性や，集団生活への参加で明らかとなった"就学前に発達がちょっと気になる子"をフォローする取り組みで，1996（平成8）年に鳥取県で初めて行われた。5歳児は就学を控える年齢であり，健診後のフォロー体制は1歳半や3歳児健診後とは異なる。小枝[5]は，健診と事後相談を1つのパッケージとするフォロー体制には，以下の3つが適当であると述べている。

　・健診後の事後相談には保護者の日々の子育てを支える「子育て相談」

・本人の発達特性をとらえるための「心理相談」
・学校教育における支援体制を検討していくための「教育相談」

　5歳児健診において発達障害などの特性が気になった場合でも，健診後の事後相談を充実させることで，就学までの期間に親子を支え，家庭と教育機関双方において子どもの特性に対する理解が深まり，就学後の不適応を防ぐことにつながるとも述べている。発達障害のある子どもを早期発見し，早期対応することで，就学後の不適応を軽減することが期待される。

4）医療機関での外来診療の流れ

　医療機関で言語聴覚士の外来診療を受ける場合の流れを図4-7に示す。まず，医師の診察と診断を受ける。その上で言語聴覚士等の介入の必要性が判断され，医師の指示の下に言語聴覚士が評価や指導を行う。その際，リハビリテーション実施計画書を作成し，保護者にプログラム内容や目標を説明した上で同意を得て，署名を得る。外来で言語聴覚療法を行う場合にはあらかじめ医師の診察を受け，子どもの状態に合わせて多角的に支援する。場合によっては複数のリハビリテーション専門職がかかわるため，他職種と連携をとりながら，治療および専門的な支援を行い，子どもおよび家族を支えていく。

　医療の現場では，入り口が「医師の診察・診断」となるため，大きな不安を抱えて訪れる保護者は少なくない。目の前の保護者はわが子の発達に不安があり，医学的にみてもらうことを選択した強い意思や覚悟をもっていることを忘れてはならない。また診断を受けた場合にすべての保護者がその現実をすぐに受け止めているわけではない。子どもの状態像と合わせて，保護者の受容の段階を配慮しながら指導や助言を行う。

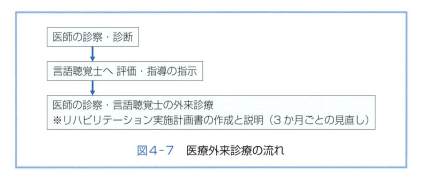

図4-7　医療外来診療の流れ

3 幼児期の障害児支援の実際―1歳6か月児健診後のフォローを経て児童発達支援につながった事例

　1歳6か月児健診の「ことば，遅いかな？」という入り口から，健診後のフォローにつながり，心理士や言語聴覚士との面談，保健師からの助言，幼稚園との面談を重ね，入園と児童発達支援の言語指導にたどり着いた事例を紹介する。

【B児の基本情報・成育歴】
　両親との3人暮らし。胎生期，出生時に異常はなく，運動発達は順調だった。1歳を過ぎても有意味語の表出はなく，言語発達の遅れを母親が気にするようになった。

【1歳6か月児健診での様子と方針】
　有意味語の表出はなく，絵の指さしはできなかった。健診会場内を歩き回り，母親の「待って」という声も耳に届かない状態にあり，保健師が2歳時に電話で確認するという経過観察の方針となった。

【2～3歳時の経過および支援内容】
　2歳時の保健師からの電話連絡において保護者は言語発達に変化がないことを相談した。その後初めて心理士と面談を行い，遊びのグループ活動への参加を提案された。併せて，児童発達支援センターの言語聴覚士を紹介され，発達検査などを受けた。2歳6か月時の評価内容を表に示す。また，この間の関係機関の支援内容を図に示す。

表　B児2歳6か月時の評価

聴　力	日常生活の中で音への反応はあり，小さな物音にもよく気づく
言語理解	指さしの応答ができるようになり，身近な物に名前があることに気づく
言語表出	有意味語は10語程度。/パパ，ママ/と言うようになった。聞き取れないが喃語のようによくしゃべる
視知覚認知	簡単な形の見分けができ，色や形の弁別ができる
発声発語器官	よだれなし。器質的な異常なし
対人行動面	アイコンタクトはあり，大人と視線が合うと笑う。一方で小さい頃から呼んでも振り向かないことがあったり，物を並べるなどの単調な遊びが多く，見立て遊びはあまり好まない
発達検査	新版K式発達検査2001 姿勢・運動　118，認知・適応　102，言語・社会　55，全領域　85

月齢	地　域	本人・保護者	児童発達支援センター（ST）	幼稚園
2:0	保健師による電話フォロー	1歳半健診より言語発達の変化なし		
2:3	●心理士による個別相談 ●遊びのグループ活動の紹介	遊びのグループ活動の参加		
2:6〜3:0	STの紹介	児童発達支援センターへ	STの相談・評価	
		通所受給者証は作成せず様子を見たい	ST指導の提案	
		了承	●定期的な相談継続 ●地域との連携の提案	
	保健師が窓口		●評価内容・指導の必要性・保護者の意向を共有 ●経過観察のポイントを共有	
	遊びのグループ活動にて保育士・保健師・心理士のフォロー	●遊びのグループ活動の参加 ●ST相談 ●プレ幼稚園＊の参加	保護者の不安を汲み取る，具体的なかかわりの助言	プレ幼稚園＊開始
	園への相談を提案	入園の不安が大きくなる		
		子の発達状況と入園後の心配を伝える		保護者の不安を汲み取る
		受給者証を作成し定期的な指導を希望	ST指導の開始	
3:3		入園と言語指導の開始		

図　2〜3歳時の経過および関係機関の支援内容

＊プレ幼稚園：入園前の幼児を対象に各幼稚園が行っている集団活動。幼稚園に慣れることや幼稚園の特色などを知る期間となっている。

運動や認知発達に比し，言語発達の遅れがあり，対人行動面でも気になるエピソードが聞かれ，言語聴覚士の定期的な指導と経過をみていく必要性について保護者に説明した。しかし，「発語は少しずつ増えている。受給者証を申請するほどのことか，もう少し様子をみて本人の成長を期待したい」と，すぐに受給者証の手続きにはいたらなかった。「しばらく一緒に経過をみたい」という言語聴覚士の意見には賛同が得られ，3か月後に面談の約束をした。この際，紹介元である担当の保健師と連携をとることの了承を得た上で，「発達の見立てと言語指導の必要性があること」「保護者は受給者証の申請に抵抗があり，もう少し様子をみたい意向があること」を伝えた。保護者の思いに寄り添いながら，発達の経過をみていく際のポイント（言語発達の遅れと対人行動面の特徴）を保健師と具体的に共有した。

その後2回の面談で発達の確認や保護者の不安を汲み取り，具体的な助言を行った。保護者は本児の入園を控え，「幼稚園でお友達や先生とコミュニケーションがとれるか，園の先生に本人の状況を伝えたほうがよいか」と悩んでいた。保健師は，「幼稚園の先生は子どもをみる専門家だから安心して相談してよい」と助言し，保護者は園に面談を申し入れ，入園に際しての不安を共有することができた。また「入園後はことばの指導も受けたい」と保護者の意向が変化したため，受給者証を取得して児童発達支援の利用を始め，少しずつ環境を整えながら無事に入園を迎えることができた。

入園後も園の先生とは送迎時に様子を聞いたり，定期的な面談を行い集団生活での様子やかかわりについて共有することができ，言語指導にも熱心に通うようになった。

【本ケースを通した支援のポイント】
①健診の場で適切なフォローにつなげる。
②初めて相談に訪れたときの保護者の気持ちを丁寧に汲み取る。
③子どもの状態像と言語指導の必要性について説明すると同時に保護者の思いに耳を傾ける。
④家庭でできることを具体的に伝える。
⑤他機関との連携をとり，子どもの発達段階と保護者の意向を共有する。
⑥各職種の立場から保護者を支援する。

【まとめ】
この事例を通していえるのは，一職種だけのかかわりではなし得ない，他機関との連携があってこそできる支援だということである。そして他機関と連携する際には「保護者と子どもが支援の中心であること」を互いに認識することが非常に重要である。相談に訪れた際には，「今日お話ししたことを保護者の方からも保健師さんに伝えてくださいね」と話し，そうすることで支援者は保護者の認識や意向を再度確認することができ，今後の支援につながる。

時間をかけて寄り添うことは，支援の必要な時期を逸してしまうのではないかと支援者側に焦りが生じる場合がある。しかし，幼児期は保護者と子ども双方への支援が不可欠であることをあらためて強調したい。言語指導を行うことだけが大事なのではなく，「支援につながるまでの過程において，保護者がどのように子の発達段階を理解し，選択にいたったのか」ということが，その先の子ども自身の成長と親子の豊かな生活につながると考える。

Ⅲ 学童期

　学童期とは，小学校就学から中学3年生までの義務教育期間をさす。保健福祉機関が主な支援場所であった幼児期とは異なり，義務教育を受ける学童期では主となる支援機関は教育機関となる。ここでは，学童期における言語聴覚士の支援について説明する。

> **通級指導教室**
> 小中学校の通常学級に在籍している軽度の障害のある児童生徒に対して，各教科などの指導を通常の学級で行いながら，障害に応じた特別な指導を行う指導形態である。

1　学童期の障害児を支える制度

1）就学と学童期
　就学先の選択肢は，例外はあるものの，「地域の通常学級」「地域の特別支援学級」「特別支援学校」の3つとなる。このほか，通常学級に在籍し，通級指導教室に通うこともできる。
　就学先については，各市町村教育委員会に設置されている教育支援委員会（仮称），本人・保護者，学校等が協議し決定する（図4-8）。しかし，在籍校や学級を選択した後も，個別の能力・発達の成長に応じて柔軟に転籍・転校できる。

2）特別支援教育
　わが国の特別支援教育は，学校教育法の改正により，2007（平成19）年4月以降，「特殊教育」から「特別支援教育」となり，盲学校，聾学校，養護学校に分かれていた学校が統一された。文部科学省は，「障害のある幼児児童生徒の自立や社会参加に向けた主体的な取組を支援するという視点に立ち，幼児児童生徒一人一人の教育的ニーズを把握し，その持てる力を高め，生活や学習上の困難を改善又は克服するため，適切な指導及び必要な支援を行うもの」と定めている。

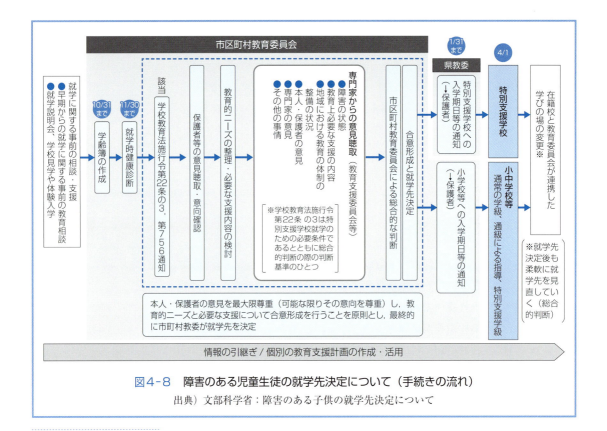

図4-8　障害のある児童生徒の就学先決定について（手続きの流れ）
出典）文部科学省：障害のある子供の就学先決定について

　文部科学省の公表したデータでは，2013（平成25）～2023（令和5）年にかけて，義務教育段階の全児童数は約90万人減少し，941万人となっている。一方，2023年に特別支援教育を受ける児童生徒数は約64万人で全児童生徒の6.8％を占めるまでに増加している。その内訳は，2023年度で特別支援学校に通う全児童数は約8万5,000人，特別支援学級の生徒数は約37万3,000人，通級指導を受ける全生徒数は約18万2,000人といずれも増加している（表4-7）。

　なお，特別支援学校および特別支援学級，通常学級による指導の対象となる障害とその程度については表4-8のとおり定められている。

3）インクルーシブ教育の推進

　障害者の権利に関する条約の第24条にある「インクルーシブ教育システム inclusive education system」は，共生社会の実現に向けて障害のある人と障害のない人がともに学ぶしくみである。その目的は，人間の多様性を尊重するとともに，障害者の精神的，身体的な成長を促し，社会参加を促進することである。そのためには，障害のある人が一般的な教育制度から排除されないこと，自己の生活する地域において初等中等教育の機会が与

表4-7　特別支援教育を受ける児童生徒数

種　別		対　象	2013年	2023年
特別支援学校		視覚障害，知的障害，病弱・身体虚弱，聴覚障害，肢体不自由	0.7% （約6万7,000人）	0.9% （約8万5,000人）
小学校・中学校	特別支援学級	視覚障害，肢体不自由，自閉症・情緒障害，聴覚障害，病弱・身体虚弱，知的障害，言語障害	2.0% （約17万5,000人）	4.0% （約37万3,000人）
	通常学級 （通級指導）	視覚障害，肢体不自由，自閉症，聴覚障害，病弱・身体虚弱，学習障害（LD），言語障害，情緒障害，注意欠陥多動性障害（ADHD）	1.0% （約7万8,000人） ※公立のみ	1.9% （約18万2,000人）

発達障害（LD, ADHD, 高機能自閉症等）の可能性のある児童生徒：6.5%程度の在籍率。
※この数値は2012年に文部科学省が行った調査において，学級担任を含む複数の教員により判断された回答に基づくものであり，医師の診断によるものではない。
出典）文部科学省：特別支援教育の充実について　を参考に作成

えられること，個人に必要な「合理的配慮」が提供されることが重要となる。わが国では，自立と社会参加を見据えて，最も的確に指導ができるよう，小・中学校における通常の学級，通級による指導，特別支援学級，特別支援学校が連続性のある「多様な学びの場」として整備されている。

4）チーム学校

家庭環境やそれを取り巻く社会状況の多様化・複雑化に伴う課題は，教員だけで対応し得る限度を超え，十分な対応や解決を図ることが難しい状況が増えつつある。その中で，「チームとしての学校」という，学校のマネジメントモデルの転換を図る方針が示されている。その方針では，①専門性に基づくチーム体制の構築，②学校のマネジメント機能の強化，③教員一人ひとりが力を発揮できる環境の整備の3つの視点を重視し，教員を中心とした指導の充実を図る上で，専門職の配置や介入による多角的な視点によるアプローチやチームでの教育活動を進めるものである（図4-9）。

5）放課後等デイサービス

2012（平成24）年4月の児童福祉法改正によって，それまで混在していた障害種別ごとの施設・サービスが一元化される中で，6歳（小学校就学年齢）から18歳（高等学校卒業年齢）までの障害のある子どもが，放課後や長期休暇に利用することができるサービスとして創設された。その基本的役割には，「子どもの最善の利益の保障」「共生社会の実現に向けた後方支援」「保護者支援」の3つがあり，①自立支援と日常生活の充実のため

チームとしての学校
1つのチームとして学校と地域が連携を強化し，多様な専門人材が責任を伴って学校に参画し，教員はより教育指導や生徒指導に注力するよう学校のマネジメントが組織的に行われる体制。

表4-8 特別支援学校・特別支援学級・通級による指導の対象となる障害の種類および程度

特別支援学校	特別支援学級	通級による指導
視覚障害者 両眼の視力がおおむね0.3未満のもの又は視力以外の視機能障害が高度のもののうち,拡大鏡等の使用によっても通常の文字,図形等の視覚による認識が不可能又は著しく困難な程度のもの	弱視者 拡大鏡等の使用によっても通常の文字,図形等の視覚による認識が困難な程度のもの	弱視者 拡大鏡等の使用によっても通常の文字,図形等の視覚による認識が困難な程度の者で,通常の学級での学習におおむね参加でき,一部特別な指導を必要とするもの
聴覚障害者 両耳の聴力レベルがおおむね60デシベル以上のもののうち,補聴器等の使用によっても通常の話声を解することが不可能又は著しく困難な程度のもの	難聴者 補聴器等の使用によっても通常の話声を解することが困難な程度のもの	難聴者 補聴器等の使用によっても通常の話声を解することが困難な程度の者で,通常の学級での学習におおむね参加でき,一部特別な指導を必要とするもの
肢体不自由者 一 肢体不自由の状態が補装具によっても歩行,筆記等日常生活における基本的な動作が不可能又は困難な程度のもの 二 肢体不自由の状態が前号に掲げる程度に達しないもののうち,常時の医学的観察指導を必要とする程度のもの	肢体不自由者 補装具によっても歩行や筆記等日常生活における基本的な動作に軽度の困難がある程度のもの	肢体不自由者 肢体不自由の程度が,通常の学級での学習におおむね参加でき,一部特別な指導を必要とする程度のもの
病弱者(身体虚弱者を含む。) 一 慢性の呼吸器疾患,腎臓疾患及び神経疾患,悪性新生物その他の疾患の状態が継続して医療又は生活規制を必要とする程度のもの 二 身体虚弱の状態が継続して生活規制を必要とする程度のもの	(病弱者・)身体虚弱者 一 慢性の呼吸器疾患その他疾患の状態が持続的又は間欠的に医療を必要とする程度のもの 二 身体虚弱の状態が持続的に生活の管理を必要とする程度のもの	病弱者・身体虚弱者 病弱又は身体虚弱の程度が,通常の学級での学習におおむね参加でき,一部特別な指導を必要とする程度のもの
	言語障害者 口蓋裂,構音器官のまひ等器質的又は機能的な構音障害のある者,吃音等話し言葉におけるリズムの障害のある者,話す,聞く等言語機能の基礎的事項に発達の遅れがある者,その他これに準じる者(これらの障害が主として他の障害に起因するものでない者に限る。)で,その程度が著しいもの	言語障害者 口蓋裂,構音器官のまひ等器質的又は機能的な構音障害のある者,吃音等話し言葉におけるリズムの障害のある者,話す,聞く等言語機能の基礎的事項に発達の遅れがある者,その他これに準じる者(これらの障害が主として他の障害に起因するものでない者に限る)で,通常の学級での学習におおむね参加でき,一部特別な指導を必要とする程度のもの
	自閉症者・情緒障害者 一 自閉症又はそれに類するもので,他人との意思疎通及び対人関係の形成が困難である程度のもの 二 主として心理的な要因による選択性かん黙等があるもので,社会生活への適応が困難である程度のもの	自閉症者 自閉症又はそれに類するもので,通常の学級での学習におおむね参加でき,一部特別な指導を必要とする程度のもの 情緒障害者 主として心理的な要因による選択性かん黙等があるもので,通常の学級で学習におおむね参加でき,一部特別な指導を必要とする程度のもの
知的障害者 一 知的発達の遅滞があり,他人との意思疎通が困難で日常生活を営むのに頻繁に援助を必要とする程度のもの 二 知的発達の遅滞の程度が前号に掲げる程度に達しないもののうち,社会生活への適応が著しく困難なもの	知的障害者 知的発達の遅滞があり,他人との意思疎通に軽度の困難があり日常生活を営むのに一部援助が必要で,社会生活への適応が困難である程度のもの	
		学習障害者 全般的な知的発達に遅れはないが,聞く,話す,読む,書く,計算する又は推論する能力のうち特定のものの習得と使用に著しい困難を示すもので,一部特別な指導を必要とする程度のもの
		注意欠陥多動性障害者 年齢又は発達に不釣合いな注意力,又は衝動性・多動性が認められ,社会的な活動や学業の機能に支障をきたすもので,一部特別な指導を必要とする程度のもの
(学校教育法施行令第22条の3)	(平成25年10月4日 初等中等教育局長通知)	(平成25年10月4日 初等中等教育局長通知)

出典)文部科学省:日本の特別支援教育の状況について.2019

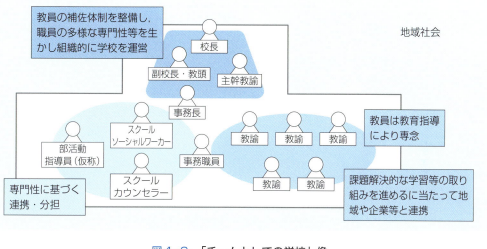

図4-9 「チームとしての学校」像
出典）文部科学省：チームとしての学校の在り方

の活動，②創作活動，③地域交流の機会の提供，④余暇の提供の4つの基本活動を軸として生活能力の向上のために必要な訓練，社会との交流の促進，その他の便宜を図る。

6）家庭・教育・福祉の連携強化の推進（「トライアングル」プロジェクト）

　教育と福祉の連携を強化する上で，保育所，幼稚園，認定こども園，小学校，中学校，義務教育学校，高等学校，中等教育学校，特別支援学校等（以下，学校等という）と児童発達支援事業所，放課後等デイサービス事業所等（以下，障害児通所支援事業所等という）との相互理解の促進は不可欠であり，保護者も含めた情報共有を行う必要がある。図4-10のとおり，各地方自治体において，教育委員会や福祉部局の主導の下，家庭を中心に，学校等と障害児通所支援事業所等の間で，個別の支援計画を活用することで，支援が必要な子どもやその保護者が，乳幼児期から学齢期，社会参加

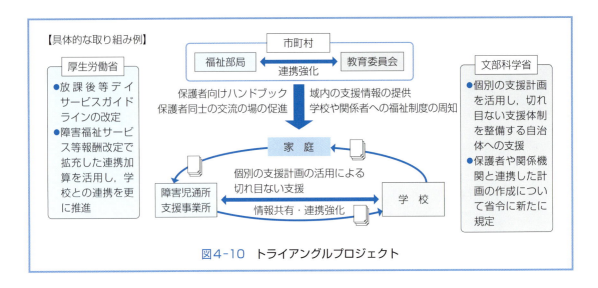

図4-10 トライアングルプロジェクト

多職種連携（IPW）
複数の領域の専門職が各々の技術と役割をもとに，共通の目標を目指す協働のこと。

多職種連携教育（IPE）
複数の領域の専門職が連携およびケアの質を改善するために，同じ場所でともに学び，お互いに学び合いながら，お互いのことを学ぶこと。

にいたるまで，地域で切れ目ない支援を受けられる支援体制の整備が進んでいる。

② 学童期の障害児支援の原則とプロセス

1）多職種連携

　学童期にある障害児の支援には教育・医療・福祉などがあり，支援に携わる専門職は多岐にわたる。医療において複数の職種が連携する多職種連携（IPW），そして近年では多職種連携教育（IPE）の取り組みが進められており，障害児の教育においても同様である。複数の職種による視点の違いは子どもの状態像を多面的に把握することにつながり，よりよい支援内容や目標設定に活かすことができる。しかし，目指す目標や支援方法には複数の組み合わせがあり，各職種が培ってきた価値観や支援の考え方を越えて共通の支援計画を立案することは容易ではない。

　複数の職種が連携するためには，職種で異なる価値観や考え方をもつことを互いに理解し，共有することが重要である。その上で，自分の意見を丁寧に説明するとともに，日々のコミュニケーションを密に行い，認識のずれや誤解をなくすよう努める。

2）特別支援教育における言語聴覚士のかかわり

　言語聴覚士が教育機関にかかわるには，教育機関で採用され職員として勤務する場合と，医療福祉等機関に勤務する言語聴覚士が，外部専門家としてかかわる場合がある。なお内部の職員として勤務する場合には，言語

IPW：interprofessional work　　IPE：interprofessional education

聴覚士免許状のみで採用されている場合と，教員免許状と言語聴覚士免許状の両方を取得し教諭として勤務している場合がある。この外部専門家とは，医学・心理学などの視点による専門的な知識・技術を生かし，教員と協力して指導の改善を行うとともに，校内研修における専門的な指導者としての役割を担う者で，言語聴覚士のほか，作業療法士，理学療法士等が位置づけられている。2013（平成25）年度以降，特別支援学校に言語聴覚士等を配置し，特別支援学校の専門性の向上を図るとともに，地域内の小・中学校等に外部専門家として派遣するなど，地域のセンター的機能を充実させる取り組みが行われてきた。

　障害のある幼児児童生徒等に対する指導は，医療，保健，福祉，労働等の関係機関との連携を図りつつ，乳幼児期から学校卒業後までの長期的視点に立って，一貫して的確な教育的支援を行う必要がある。通常，障害のある幼児児童生徒一人ひとりについて作成した教育支援計画を立案するが，一人ひとりの教育的ニーズにより具体的に対応するための指導目標や指導内容・方法などを盛り込んだ指導計画を作成して指導を行うことが求められている。外部専門家である言語聴覚士等はこの個別の指導計画を参照し，求めに応じて助言を行う。

　言語聴覚士は，ことばの発声・発音の評価，摂食機能の評価・改善，補聴器や人工内耳を装着した児童生徒等の聞こえの評価・改善などを行う専門職として，障害のある児童生徒等に対し，医学・心理学などの視点による専門的な知識・技術を生かし，教員と協力して指導の改善を行うとともに，校内研修における専門的な指導者としての役割を担っている。

　日本言語聴覚士協会から出された「特別支援教育を理解し対応するために」では，言語聴覚士がかかわった児童127名について分析を行っている。対象児童のうち，知的障害が38％と最も多く，次いで肢体不自由24％，聴覚障害17％，自閉症・情緒障害16％であった。一方，指導・支援の形態では，「教員への指導」が88％と最も多く，「児童への支援」は40％であった。指導・支援の分野では，「コミュニケーション指導」が67％と最も多く，次いで「構音指導」45％，「言語指導」43％，「摂食嚥下指導」40％であった。約9割を占める「教員への指導」は，特別支援教育にかかわる上で中心的役割となっている。

3）放課後等デイサービスにおける言語聴覚士のかかわり

　放課後等デイサービスにおいて，言語聴覚士，理学療法士，作業療法士，心理指導担当職員，国立障害者リハビリテーションセンター学院視覚障害学科履修者を常勤換算で1名以上配置した事業所において，利用日数に応じて月に最大6回を限度に報酬上で評価（専門的支援実施加算）されてい

教育支援計画
個別に作成され，教育のみならず，福祉，医療，労働など様々な側面からの取り組みが必要となることから，関係機関，関係部局の密接な連携協力を確保し，教育と他分野との一体となった対応を重視する。

る。その一方で，放課後等デイサービスは創設から10年余りと歴史は浅く，言語聴覚士の役割などについての報告は少ない。ここでは，放課後等デイサービス計画の立案・実施プロセスを踏まえて，言語聴覚士のかかわりを考える。なお，計画の立案は児童発達支援管理責任者が行い，言語聴覚士を含めた事業所職員はこの支援計画の立案から実施，見直しのプロセスに沿って支援にあたることが前提となる。

（1）子どもとその保護者およびその置かれている環境に対するアセスメント

アセスメントの対象は，①子ども，②保護者，③両者が置かれている環境である。子どもの障害の状態だけでなく，子どもの適応行動の状況を含めてアセスメントを行う。さらに，子どもの発育状況，自己理解，心理的課題，子どもの興味関心事，養育環境，これまで受けてきた支援，現在かかわっている機関に関すること，地域とのつながり，利用にあたっての希望，将来展望などについて必要な情報を収集する。

（2）放課後等デイサービス計画の作成

担当の事業所職員は計画作成に積極的にかかわり，多職種の視点からみた客観的分析に基づいて，将来に対する見通しをもち，障害種別，障害特性や子どもの発達段階に応じたかかわり方を検討する。また障害児相談支援事業所等が作成した障害児支援利用計画を参考に，子どもと保護者の生活に対する意向，総合的な支援目標とその達成時期，生活全般の質を向上させるための課題，児童発達支援の具体的内容，留意事項などを記載する。

（3）タイムテーブル・活動計画の作成

事業所においてどのように過ごすか，タイムテーブルを作成し，生活リズムの確立に活かす。そして活動プログラムは，子どもの障害種別，障害特性，発達段階，生活状況や課題，平日/休日/長期休暇の別などに応じた内容を組み立て，従業者も交えながらチームで検討していく。集団活動の場合は，子どもの年齢や発達課題が異なる場合を加味し，年齢別または障害別，発達課題別に支援グループを考える。

（4）日々の適切な支援の提供

子どもの情緒面への配慮や安全性の確保を行いながら，事業所職員が放課後等デイサービス計画に沿って，それぞれの子どもたちの障害種別，障害特性，発達段階，生活状況や課題に細やかに配慮しながら支援を行う。利用中は事業所職員同士で常に意思の疎通を図り，円滑なコミュニケーションがとれるよう努める。

（5）放課後等デイサービス計画の実施状況把握（モニタリング）

放課後等デイサービス計画は，おおむね6か月に1回以上モニタリングを行う。モニタリングは，目標達成度を評価して支援の効果測定をするも

児童発達支援管理責任者
児童発達支援事業や放課後等デイサービスで利用児の個別支援計画を作成し，計画に基づいた支援が行われるよう管理して療養を主導する役割を担う者。

のであり，単に達成しているか達成していないかの評価ではなく，提供した支援を客観的に評価し，放課後等デイサービス計画の見直しの必要性を判断する。

（6）モニタリングに基づく放課後等デイサービス計画の変更

支援目標の設定が高すぎたのか，支援内容が合っていなかったのか，別の課題が発生しているのかなどの視点で，これまでの支援内容を見直し，今後も支援内容を維持するのか，変更するのかを判断し，計画を変更する。

❸ 学童期の障害児支援の実際

ここでは，聴覚障害児童への支援を例に示す。聴覚障害児は近年，就学時の進路として通常学級を選択する場合が多く，補聴器や人工内耳 cochlear implantを装用して健聴児と一緒の環境で学んでいる。聴覚障害については個々の聴力レベルによって聞こえ方は異なり，ことばの聞き取り能力も異なる。聴覚障害児への支援や環境調整については，教員と言語聴覚士が2人1組となり，巡回相談という形で地域の学校を回る支援体制がとられている。

小学校への巡回相談の場合，まず聾学校経験のある教員と言語聴覚士が一緒に，難聴児の在籍している学級の授業の様子を参観し，参観後に担任，特別支援教育コーディネーター，養護教諭などのメンバーで懇談を行っている。

教員と言語聴覚士がペアになることで，それぞれ異なる視点から授業を参観し，懇談の場で意見を述べることができる。ここで重要なことは，懇談前に授業内容について意見交換を行い，教員と言語聴覚士が話の方向性を統一しておき，担任などに意見を伝えることである。また，基本的に授業の内容や展開についての話は教員から，そして，対象児童の聞こえの状態や環境調整については言語聴覚士から話すなど，専門性を活かして分担することで，教員への理解を促す効果がある。今後，多様化・複雑化する児童のニーズに対応するために広く活用が期待される取り組みである。

Ⅳ 青年期・成人期

青年期は，自立的な行動が増加し，現状と将来を見据えた学校選択や就労に対し，中長期的なライフステージを視野に入れて取り組む時期である。

補聴器
難聴者の聞こえを補うための医療機器。補聴器のマイクロフォンにて取得された音を，装用者の聞こえに合わせて事前に調整された出力に音域ごとに増幅される。

人工内耳
補聴器の使用効果が見込めない場合，蝸牛の代わりに聴神経へ電気信号を伝達するための人工臓器である。

特別支援教育コーディネーター
学校内の関係者や外部の関係機関との連絡調整役，保護者に対する相談窓口，担任への支援，校内委員会の運営や推進役といった役割を担っている。

ここでは，将来を見据えて就労につなげる支援を中心に述べる。

1 青年期・成人期の障害児・者を支える制度

　障害のある児または者が利用できる障害福祉サービスは18歳を境に基本法が変わる。

　18歳未満の障害のある児の利用する障害福祉サービスは，児童福祉法に基づいて提供される。未就学の子どもに対しては児童発達支援，就学中の小学生・中学生・高校生に対しては放課後等デイサービスがある。放課後等デイサービスの現状は，年々利用者が増加しているが，中学生・高校生にあたる13～17歳までの利用者数は小学生に比べて少ない。その要因として，事業所のサービス内容や方針，地域差と併せて，中・高生が通える放課後等デイサービス自体が少ないことがあげられる。2021（令和3）年に厚生労働省が公表した年齢別利用者数の推移（図4-11）でもその傾向が明らかである。

　18歳以上の障害のある者が利用する障害福祉サービスは，障害者総合支援法に基づいて提供される。訓練等給付の中に，障害者が働いたり自立し

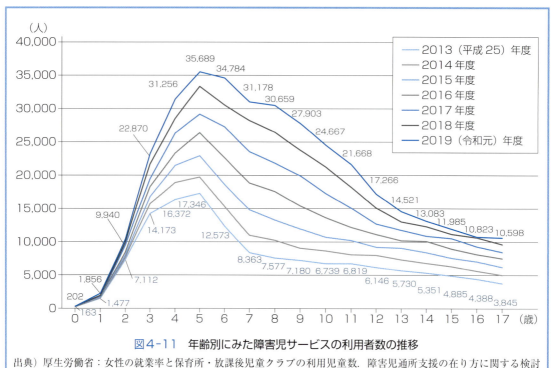

図4-11　年齢別にみた障害児サービスの利用者数の推移

出典）厚生労働省：女性の就業率と保育所・放課後児童クラブの利用児童数．障害児通所支援の在り方に関する検討会第2回（令和3年7月5日）参考資料4（抜粋）　障害児通所支援の現状等について

Ⅳ. 青年期・成人期

た生活を送るのに必要なスキルを習得するための支援が位置づけられている（詳しくは第2章第Ⅱ節5（p.37）を参照）。

2 青年期・成人期の障害児・者を支える原則とプロセス

1）就労までのプロセス

青年期から成人期への移行の時期は，福祉的就労や障害者雇用に向けた就労選択をするか，あるいは進学や一般就労につながる雇用形態を見据えて，今後どのようなキャリアを構築するかを検討しなければならない。図4-12に障害のある人の就労までの過程について示す。中学3年生頃をひとつの節目ととらえ，それまでに保護者と情報を共有し，子どもの特性に応じた就労方針を検討する必要がある。そのためには，小学校高学年頃から子ども自身が自分の特性を理解し，合理的配慮を得るためのセルフアド

> **福祉的就労**
> 一般就労が難しい障害のある人が，福祉サービスを通じて就労機会を選択し，働くことをさす。利用者は福祉サービス事業所で，自身の障害症状や体調を考慮しながら，必要なサポートを受けて働くことが可能である。

> **障害者雇用**
> 障害者雇用促進法は，雇用する労働者の2.5%に相当する障害者を雇用することを企業に義務づけている（障害者雇用率制度）。

> **キャリア**
> キャリアは，生涯を通じて働くことや生き方を自己決定できるよう，知識やスキル，態度を育てることをさす。

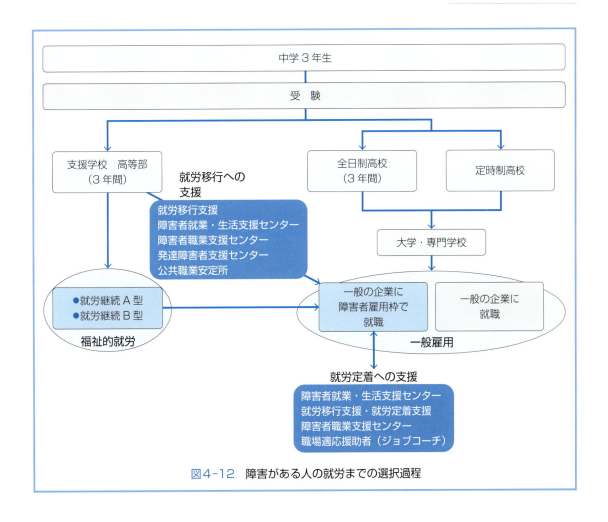

図4-12　障害がある人の就労までの選択過程

161

第4章 小児の地域言語聴覚療法の展開

セルフアドボカシー
セルフアドボカシーは，自己権利擁護と訳され，障害や困難のある当事者が自分の利益や欲求，意思，権利を自ら主張することを意味する。

ジョブマッチング
障害者雇用においては，企業が求める人材や業務内容を明確にするだけでなく，障害のある人のニーズや合理的配慮などポイントを理解し，最初のマッチング段階で双方のずれを解消しておくことが重要である。ジョブマッチングを丁寧に行うことで，雇用関係のミスマッチを防ぎ，職場への定着率を高めることが期待できる。

オープン就労
オープン就労は，障害のある人が企業に対しあらかじめ自分の障害を開示し，就職することであり，障害雇用者枠と一般雇用枠の2つの場合がある。

クローズ就労
クローズ就労は，障害のある人が一般雇用枠で障害を非開示の状態で就職活動・就労することである。

ボカシースキルを積み重ねておくことが重要である。自己理解が不十分な場合，自分に合った仕事のイメージがもてず，就職活動で困難さがみられたり，就労後も職場定着に課題が生じることがある。これらを踏まえた上でジョブマッチングを行う必要がある。

本人の就労条件によって，求人種別から就労を検討する場合，障害者求人と一般求人の2つがある。一般求人においても，障害者手帳取得後に障害を開示するかしないかで職場定着率に差がみられる。一般企業へ就職した人を対象に，求人種別で職場定着率の推移と構成割合を調べた研究によれば，就職後3か月時点の定着率は高い順に，A型88.0％，障害者求人86.9％，一般求人（障害開示）69.3％，一般求人（障害非開示）52.2％である。就職後1年時点の定着率は，高い順に障害者求人70.4％，A型67.2％，一般求人（障害開示）49.9％，一般求人（障害非開示）30.8％となっており，障害を開示するオープン就労が職場定着率に大きな影響を与えることが考えられる（図4-13）。また，障害の開示を前提とすることで支援制度の利用が想定されているため，障害を非開示としたクローズ就労の場合には支援制度が機能しにくく，職場定着が難しくなることが推測される。

前述のとおり，青年期の特徴を鑑み，将来，福祉的就労あるいは障害者雇用に向けた就労を選択するか，あるいは一般就労の雇用形態を検討するか，さらには進学をするかを見据えて，今後のキャリアをどのように構築するかを考えていく必要がある。

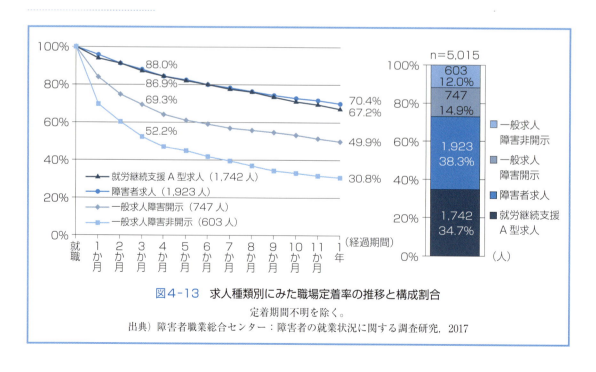

図4-13　求人種類別にみた職場定着率の推移と構成割合
定着期間不明を除く。
出典）障害者職業総合センター：障害者の就業状況に関する調査研究，2017

2）就労にかかわる機関と役割

　言語聴覚士は対象児・者の就労を支援する際に，地域の様々な機関と連携する。ここでは，障害のある人の就労支援にかかわる機関とその役割や特徴について説明する。

（1）特別支援学校

　特別支援学校の高等部では，社会自立を目指す観点から職業教育に焦点をあてた教育活動が展開される。在学中には，企業や支援機関での就労実習が行われる。この実習を通して，自身のスキルに適した職場を探り，自己理解を深めることで，適切な就職活動が可能となる。

（2）障害者総合支援法における就労支援

　障害者総合支援法における就労支援には障害のある人の就労能力の向上と雇用機会の拡大を目指して，職業訓練，職場適応支援，雇用支援などがあり，①就労移行支援事業，②就労継続支援A型事業，③就労継続支援B型事業，④就労定着支援事業，⑤就労選択支援（2025年より）の5つの事業が位置づけられている（第2章第Ⅱ節5（p.37）参照）。

（3）障害者就業・生活支援センター

　障害者就業・生活支援センターは，障害のある人が自立した生活を送り，自身で働くことを可能にするための一体的な相談・支援を提供する機関である。「職業訓練や職業適性の評価」「就労支援」「就労継続支援」「生活スキルのトレーニング」「情報提供や相談支援」などのサービスを実施し，障害のある人の自立と安定した職業生活の実現を目指している。個々の障害や状況を考慮した上で，最適な支援を提供し，社会参加と自立生活を支えることがその目的である。

（4）障害者職業支援センター

　障害者の個々のニーズに応じて，様々な職業リハビリテーションを提供するとともに，事業主への課題分析と専門的助言，地域機関への連携や人材育成を行うのが障害者職業支援センターである。本人へのサービスには，「職業評価」「職業準備支援」「職場適応援助者（ジョブコーチ）支援事業」「リワーク支援」などがある。職業評価とは，利用者の希望を基に適切な検査を行い，現状の職業能力を評価し，その結果に基づく個別の職業リハビリテーション計画を作成するものである。「職業準備支援」は，障害のある利用者が就職に向けて悩みや不安を軽減し，労働習慣を身につけ，作業技能や職場でのコミュニケーション能力を強化するためのプログラムである。具体的な内容としては，対人スキルトレーニング（JST），ストレス対処法，問題解決技法，作業マニュアル作成，認知行動療法，自己表現技術（アサーション），ジョブリハーサル（受講生同士の共同作業），履歴書作成や面接練習などがある。これらのサポートを通じて，利用者は職場

適切な就職活動
2021（令和3）年の全国の特別支援学校の就職率は，21,846人の卒業生中，約30.7％で，6,705人が就職している。また，約61％に相当する13,477人の学生が障害福祉サービスの入所・通所に進んでいる。さらに，大学や専修学校への進学者は3.5％で，749人に上る[6]。

障害者就業・生活支援センター
「なかぽつ」「就ぽつ」の通称で呼ばれることがある。

職場適応援助者（ジョブコーチ）支援事業
障害者の職場適応を促進する目的で，ジョブコーチが特性に応じた専門的な援助を提供する。配置型，訪問型，企業在籍型のジョブコーチが存在する。

JST：job related skill training

で必要とされるスキルと自己理解を深め，就職活動に取り組むことができる。「職場適応援助者（ジョブコーチ）支援事業」は，利用者が就職し，職場に適応する支援を提供するものである。ジョブコーチは利用者の特性に応じたサポートを提供する。「リワーク支援」は，休職中の利用者に対し，職業カウンセラーやワークアシスタントが雇用主や主治医と協力し，職場復帰支援を行うものである。

（5）公共職業安定所（障害者窓口）

公共職業安定所（ハローワーク）には障害者を対象とした窓口が設置されており，障害のある人の就職活動を積極的に支援している。障害者は障害者登録を行う必要がある。障害に対して深い理解を有するスタッフが，障害者雇用の情報提供や就職相談などを通じてサポートを行っている。また，個別のニーズに応じて事業主に求人を依頼するサービスや，採用面接にスタッフが同行するなどのサービスも実施している。さらに，障害者を対象とした合同就職面接会の開催も定期的に行っている。

（6）発達障害者支援センター

発達障害者支援センターは，各都道府県が設置する機関であり，発達障害のある人やその家族に対する専門的な相談を提供し，発達支援や就労支援を行っている。また，知識の普及や啓発活動，研修の提供も担当している。センターは都道府県や指定都市が直接運営する場合もあれば，都道府県知事が指定した社会福祉法人や特定非営利活動法人（NPO法人）によって運営されることもある。

（7）地域若者サポートステーション

地域若者サポートステーションは，何らかの理由で困難を抱え，働くことを希望する15〜49歳までの人を支援する機関である。障害の有無にかかわらず，就労に向けた具体的な援助を提供している。この施設は全国の若者支援に深い経験と知識をもつ民間団体などが運営し，厚生労働省の委託を受けている。全国どこでも身近でアクセスしやすい「身近に相談できる機関」として位置づけられており，すべての都道府県に設置されている。

障害者の就労支援については，福祉制度を利用する（障害者総合支援法）以外にも，様々な相談窓口が存在し，対象者の状況に応じて選択が可能である。対象者の障害の理解や通勤距離，スキルなどに合わせた就労支援の窓口が選択できるようにするためには，地域にどのようなリソースが存在するのかを事前に調査することが重要である。

3）障害者雇用について

障害者の雇用を促進するために，障害者雇用促進法が制定されており，

地域若者サポートステーション
「サポステ」の通称で呼ばれることがある。

障害者雇用促進法
障害者雇用促進法は，障害者の職業安定・自立を目指し，職業リハビリテーション推進，事業主の雇用義務，障害者差別禁止，合理的配慮提供等を定めている。

特定の規模を有する企業や公共団体は，全従業員のうち一定割合の障害者を雇用することが求められている．具体的には，民間企業では全従業員の2.5％（従業員40人ごとに1人以上の障害者を雇用），国や地方自治体では2.8％，都道府県等の教育委員会では2.7％の一定割合の障害者を雇用することが求められている．法定雇用率は今後段階的に引き上げられることが決定しており，民間企業では2026（令和8）年7月以降，2.7％（従業員37.5人ごとに1人以上の障害者を雇用）に引き上げられる予定である．なお，ここでの障害者とは，障害者手帳を有する者をさす．

　障害者雇用給付金制度は，法定雇用率を満たさない事業主から，不足している人数分の金額（障害者1人当たり月額5万円）を徴収し，障害者雇用調整金（超過して雇用した場合，1人につき月額2万9,000円）や助成金を支給する制度である．

　また，5人以上の障害者を雇用する企業では，労働者の中から障害者職業生活相談員を選任する義務がある．障害者職業生活相談員は，障害者が企業で雇用された後，安定して働き続けることができるように支援する役割を担っている．主な相談・指導内容は，職務内容について，障害特性やスキルに応じた職務の選定，職業能力の開発向上，職業特性に応じた施設設備の改善，労働条件や職場のルール，人間関係の調整，そして休憩のとり方など全般の内容を含み，事業所内での障害のある人の職場適応の向上につながっている．

4）就労支援にかかわる言語聴覚士の役割

　就労支援は，必ずしも言語聴覚士が一人ですべてを行うものではなく，連携する機関の担当者で役割を分担し，就労という共通の目標に向けた支援を行う．その支援の基本的な考え方についてまとめる．

（1）就労移行に関するアセスメントの活用

　就労移行の過程において，自身のスキルと能力を把握するためにアセスメントを受け，自身の状態を理解することが重要である．アセスメント結果を基に，自分がどの領域で強みをもっているか，またどのスキルを具体的に強化すべきなのか，自己理解を深めるために支援が必要となる．

　職業準備性ピラミッド（図4-14）は，本人の安定した就労に向けてどのような準備が必要かを示したものである．①健康管理，②日常生活管理，③対人スキル，④基本労働習慣，⑤職業適性の5つの基本スキルがあり，基盤となる部分がしっかりと準備されていない場合，安定して持続的に仕事をしていくことが難しいとされている．また，職業のアセスメントを行うために「ワークサンプル幕張版（MWS）」が使われている（表4-9）．これは，高齢・障害・求職者雇用支援機構（JEED）が開発した，障害者

MWS：Makuhari Work Sample　　JEED：Japan Organization for Employment of the Elderly, Persons with Disabilities and Job Seekers

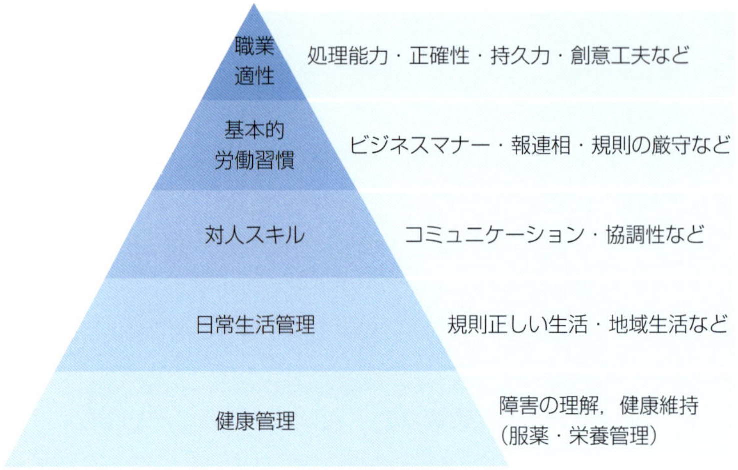

図4-14 職業準備性ピラミッド

職業適性：処理能力・正確性・持久力・創意工夫など
基本的労働習慣：ビジネスマナー・報連相・規則の厳守など
対人スキル：コミュニケーション・協調性など
日常生活管理：規則正しい生活・地域生活など
健康管理：障害の理解，健康維持（服薬・栄養管理）

出典）前原和明：改訂版・就労移行支援事業所による就労アセスメント実施マニュアル．令和2年度厚生労働科学研究費補助金研究報告書，p.3，2021

表4-9 ワークサンプル幕張版（MWS）の構成

	ワークサンプル名	内容
OA作業	数値入力	画面に表示された数値を，表計算ワークシートに入力する
	文書入力	画面に表示された文章を，枠内に入力する
	コピー&ペースト	画面に表示されたコピー元をコピー先の指定箇所にペーストする
	ファイル整理	画面に表示されたファイルを，該当するフォルダに分類する
	検索修正	指示書に基づき，データを呼び出し，修正をする
	給与計算	給与計算の手続きを記載したサブブックに従い，保険料額表などを参照しながら，給与計算に必要な各項目の値を算出し，指定されたセルに入力する
事務作業	数値チェック	納品書に沿って，請求書の誤りをチェックし，訂正する
	物品請求書作成	指示された条件に沿って，物品請求書を作成する
	作業日報集計	指示された日時・人に関する作業日報を集計する
	ラベル作成	ファイリングなどに必要なラベルを作成する
	文書校正	文書校正の手続きを記載したサブブックと報告書作成規定に従い，文書の校正作業を行う
実務作業	ナプキン折り	折り方ビデオを見た後，ナプキンを同じ形に折る
	ピッキング	指示された条件に沿って，品物をそろえる
	重さ計測	指示された条件に沿って，秤で品物の重さを計量する
	プラグ・タップ組立	ドライバーを使い，プラグ，タップを組み立てる
	社内郵便物仕分	サブブック内の仕分のルール・組織図・社員名簿・あいうえお索引に従って，郵便物を宛先の仕分フォルダー・ボックスに入れる

出典）前原和明：就労系障害福祉サービスにおける職業的アセスメントハンドブック．令和2年度厚生労働科学研究費補助金研究報告書，2021

向けの職場適応促進ツールで，OA作業，事務作業，実務作業を大別した16種類の作業課題から構成される。また，JEEDが開発した「就労支援の

ためのアセスメントシート」[7]は，支援者と対象者が共同で情報を収集，整理することにより，対象者の就労に関する希望・ニーズ，ストレングス（長所），必要な支援と配慮，就労する際の課題などを把握するためのツールである。

（2）就労に向けた環境調整

青年期および成人期においては，自己理解をより深化させ，自身の障害に対する理解が重要であり，家族や友人など身近な人との関係にも影響を受ける場合がある。

青年期は，親離れが進み，心理的な独立とともに，友人との関係が深まる時期である。しかし，発達障害の特性により自己の感覚や見方が周囲とは異なるため適切な行動がわからず，友人関係の構築が難しく，孤立することがある。また，学習や対人関係の困難さが理解されず，本人の努力不足ととらえられることで，学習意欲の低下や不登校，無気力，引きこもり，うつ，自傷行為など，自尊心の低下に伴う二次障害が問題を複雑化させることもある。さらに，青年期は不安定な時期である一方，進学や就労といったライフステージの転換期でもある。このような時期だからこそ，自己理解を通じてセルフアドボカシーのスキルを身につけ，適切な合理的配慮の受け方を学ぶ環境が必要となる。支援者に必要なことは，認知の偏りによる誤解のパターンを把握するとともに，本人の社会適応に関する問題点を理解し，配慮を受けるために，「いつ」「どこで」「どの程度の頻度で」「どのような体調」のときに不適応が起こるのかを明らかにし，改善の可能性を探ることである。学生であれば学習面での配慮，就労者であれば職業の業務上での配慮を検討する。そして，環境整備を求める場合には，合理的配慮を「誰」に同意を求めるかを慎重に検討し，情報共有ができる体制づくりや本人の特性をまとめた資料の準備を行う（ただし，合理的配慮はあくまでも要望であり，すべてが実現するものではないことを本人が理解する必要がある）。

また2024（令和6）年4月から，民間企業においても合理的配慮の提供が義務化された。これにより，職場で特別な配慮が必要な場合，従業員は自分自身で企業にその配慮を依頼することができる。幼少期からの支援を通じて段階的に自己理解を深めるとともに，学校や企業において自分の苦手な点に対する合理的配慮を自ら申請し，サポートを得るプロセスについて身につけられるよう，各ライフステージに応じた自己理解のサポートが期待されている。

（3）家族の理解促進

本人の，言語理解面や感覚面，精神面に関する課題など，生活上の問題の要因を把握し，目指すべき行動を家族と共有することは重要である。さ

二次障害
二次障害は，一次障害（例：発達障害）に起因し，理解不足の環境などによる不安や自己否定から，うつ病や不安障害，ひきこもりなどが発生する状態をさす。

合理的配慮
合理的配慮は，2016（平成28）年の障害者差別解消法により障害者の人権保障と平等参加を促進する配慮であり，事業者には可能な限り提供することが求められている。

QOL（生活の質）
QOLは個々の生活や人生の質を表し，人間らしい生活や自己実現をどれだけ送れているか，生活の喜びや楽しみをどれだけ感じているかを示す尺度である。

見える会話（コミック会話）
会話の内容を絵と文字で視覚的に表現し，その流れを理解しやすくする手法。自閉スペクトラム症の子どものコミュニケーション支援に用いられることが多い。

コーピングリスト
コーピングリストは，ストレスに対処するための様々な方法や手段をリスト化したもので，ストレスを軽減し，健康的で穏やかな生活を送るための道具として役立つ。

らに，生活の基盤となる家庭での環境調整を行うためには家族の理解は不可欠である。家族は，専門家から将来に向けて，障害福祉サービスの利用や障害者年金制度など，障害者手帳（身体障害者手帳，療育手帳，精神障害者保健福祉手帳）の取得など具体的な説明を受けることで，より明確な対応策を立てることができる。

障害のある人の自立を促進し，QOL（生活の質）の向上につなげていくためには，家族の障害のとらえ方も重要となる。障害のある人の中には，発達障害があることを保護者が認めず，本人が支援を希望していても保護者が拒むケースや，障害があるために保護者が過保護にかかわりすぎて自立を阻害するケースなどがあり，本人と家族の距離感や関係性の影響は大きい。本人の主体性をサポートしながら，将来に向けて生活の中でできる適応行動を増やしていくために，専門家や関係機関と連携して，障害のある人と家族の間の課題を解決し，本人と将来に向けた最善の支援策を見出していく。将来必ず訪れるであろう「親なき後」についても家族と考えておくことが理想的な支援である。

③ 青年期・成人期の障害児・者支援の実際

1）中・高校生の自己理解への取り組みについて

中学・高校生になると，将来のキャリアや自己理解を深める過程で，試行錯誤を繰り返すことが多くなる。その中で，支援者との信頼関係を築くことが欠かせない。そのため，活動では小学生の高学年から定期的な相談時間を設け，子どもたちが自身の悩みや考えを支援者に伝えやすい環境を整えるよう努めている。

筆者が所属する放課後等デイサービスジュニアクラブでは，子どもたちが自身の悩みや語りにくい事柄を大人に相談できるように，高学年から定期的な相談時間を設けている。友人や家族との関係，自身の体調，身体の変化などについて相談が可能となるよう，本人のコミュニケーションスキルに応じてマインドマップや見える会話（コミック会話）[8]を利用し，相談中はコーピンググッズなど環境調整にも配慮を行い実施している。高学年になると，「自分についての本」[9]の作成を行い，自身の感覚特性や友人との距離感を示す人間サークル，お気に入りのコーピングリスト，好きなことや苦手なこと，幼い頃からの変化などを取りまとめ自己理解を深化させるプログラムを取り入れている（図4-15）。「自分についての本」は，担任や関係機関に見てもらうことで，子どもの理解を深めるツールとして活用される。小学校から新たな環境である中学校へと進学する際にも，「自

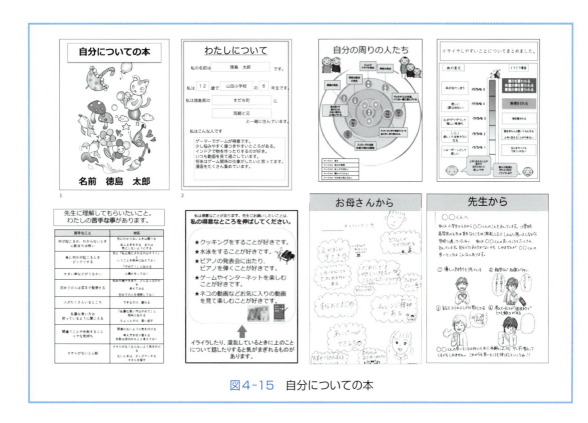

図4-15　自分についての本

分についての本」があることで，障害特性だけでなくその子自身の個性を理解するツールとして，新しい支援者との信頼関係を築くのに役立つ。

　また，中学生となるとインターネットの利用機会が増え，偏った発達障害に関する情報を目にすることが増える。信頼できる大人から自身の障害特性についての説明を受けていると，偏った情報に翻弄されることが少なくなる。

　中学生になると，診断名や詳細な障害特性についての知識や対応方法を身につける。また，マジョリティ（多数派）とマイノリティ（少数派）の違いも理解する。これら自己理解の積み重ねがあることで，全日制高校の受験において合理的配慮を申請するかどうか検討する際にも，前向きな選択をすることが可能となる。

　高校生になると，自発的に支援者を選ぶ能力が身につき，学校生活や対人関係，進路選択について，より詳細な相談が可能となる。また，小学生・中学生の頃に作成した「自分についての本」を客観的に振り返り，自己の人生を俯瞰する経験を積む。これにより，自身と似た境遇の後輩への助言が可能となり，ピアサポートとしての役割を果たすように成長する。当事者同士であるからこそ理解し合えることや，そのときにどのようなことばをかけてほしかったのか，後輩への助言や語りを通して，自己理解を深め

ピアサポート
ピアサポートは，同じ経験をしたことがある同じ立場の人が行うサポートで，仲間同士で助け合う支援の形である。ここでの「ピア peer」は英語で"仲間"を意味する。

ていく。発達障害の当事者の中には，相談することが苦手な特性のある子も多いが，自己理解が深まることで，設定された枠組みの中であればマジョリティと同様に同年代と相談し，問題解決する関係を構築することが可能となる。

　高校や大学の授業においてグループディスカッションが増える中で，コミュニケーションに困難を抱える子どもたちにとっては大きな課題となる。中学・高生を対象とした活動では，グループワークを通じてグループディスカッションの練習を行っている。この活動の目的は，グループワークにおける双方向のやり取りの構造を理解し，自身の意見を主張したり，他人の意見を理解したり，討論を行うといった言語的交流の経験を積むことで，障害特性のある子どもたちのスキルを向上させることである。過去に放課後等デイサービスで行った活動の一例を紹介する。この活動では，子どもたちが社会課題ととらえるテーマについてグループで探究活動を行い，高校生を対象としたプレゼンテーション大会にスピーカーとして参加した。グループワークを通じて他者と協力する中で，自分の得意なことや苦手なことを理解し，グループ内でどのような役割を果たすべきかを学ぶ。また，意見の対立や課題が発生する場面では，解決のための工夫や妥協が求められ，この過程を通じて現実的な問題解決力が培われる。他者の個性や強みを理解することで，多様性を尊重し，「他者と協働しながら生きる力」を育む貴重な経験となる。この力は，社会に出た後の職場や地域での活動，さらには家庭での役割においても非常に重要である。また，これらの取り組みは，社会的コミュニケーションの評価という観点からも，言語聴覚士の役割が重要となる分野である。

【運動における格差についてのグループワーク活動】

　発達障害のある子どもの一部は，協調運動が苦手であることから体育などの教科で「運動が苦手」という劣等感を抱きやすく，自尊感情が低下する傾向にある[10]。そのような中学1年～高校3年までの8名の運動が苦手な子どもたち自身が「運動の格差」をテーマに放課後等デイサービスの活動で格差を軽減する方法について調べ，1年間グループワーク活動に取り組んだ。

　運動における格差とは，①体格や障害の有無による"身体的格差"，②運動が得意でないことに起因する周囲からの誤解や否定による"精神的格差"，③運動する機会の有無やヤングケアラーのような運動をしたくてもできない状況による"環境的格差"の3つがあるという仮説を立て，①②③の探究活動を実施し対応策について検討を行った。①の身体的格差については最小化する1つの手段として，体育の授業で身体的格差が少ないスポーツであるモルックを導入することを考えた。また，②の精神的格差を緩和す

るためには，運動が苦手な子どもたちへの適切な対応方法についてのガイドブックをスポーツ指導者向けに作成するといった取り組みを行った。これらの取り組みの対応について「運動における格差は，運動以外の活動の格差とも関連している」「ただ不満を表明するだけではなく，何を望んでいるのか，何を望んでいないのかを具体的に伝えることが重要である」「運動が得意な人への支援や，運動が苦手な人への支援など，個々のニーズに応じたサポートが必要である」「すべての格差を完全に排除するのは困難なため精神的格差や環境的格差など，改善可能な領域から対策を進めるべきである」と子どもたち自身がまとめ，他団体が主催するプレゼンイベントでスピーカーとして聴衆に向けて報告し共感を得ることができた。

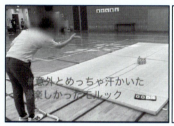

探究活動を通じて自己理解を深め，その結果として得た合理的配慮を社会に発信することは，私たちのことを私たち抜きで決めないで Nothing about us without us という障害者の権利に関する条約の理念を具現化するものである。これはいわゆる「障害の社会モデル」の考え方を10代の間に体験として学ぶという形で，具体的に社会に働きかける経験を得ることが，非常に重要であると考えられる。

2）地域資源の活用

近年，自分の居場所をつくることへの関心が高まっている。家庭（第1の居場所）や学校（第2の居場所）の次にくる，リラックスして好きなことを楽しむことができる第3の居場所をサードプレイスという。サードプレイスはエネルギーを回復し，自分らしく過ごすことができる空間であり，ほかの子どもたちとともに楽しむことができる場所である。放課後等デイサービスや地域の余暇活動団体，ピアサポートの支援活動なども，その一例である。また，障害の有無にかかわらず，不登校や引きこもりなど，社会とつながることが必要な人々にとって，このような居場所の提供は不可欠である。言語聴覚士も，このサードプレイスの創出に関与する機会が増えている。地域のニーズに応じた社会貢献活動を行う言語聴覚士も増えている。以下に2つの団体を紹介する。

私たちのことを私たち抜きで決めないで Nothing about us without us
「障害者の権利を守るための国際的な条約は必要であるが，それを障害者でない人たちだけでつくるのは不適切である。障害のある人自身がその条約づくりに参画しなければならない」という意味が込められており，障害者権利条約を考える上で重要とされている。

障害者の権利に関する条約
障害者の権利に関する条約（障害者権利条約）は，国連において障害者が障害のない人と同じように，障害のない人とともに学ぶインクルーシブ教育システムを受ける権利などを定めているもので，日本はその140番目の締約国である。

障害の社会モデル
『障害の社会モデル』は，社会と心身の障害がつくり出す「障害＝バリア」をさし，障害を社会全体の問題ととらえる。対して，「医学モデル」は，障害を個人の心身の機能障害として，診断と治療を重視する視点である。

（1）徳島言友会

　吃音当事者やその家族，支援者などが様々な立場から意見を交換できる場として，徳島県内の吃音を支援する団体である。吃音の当事者だけでなく言語聴覚士も参加し，多角的な視点からの対話が行われている。

> **主催者の設立の想い**
>
> 　私は言語聴覚士であり吃音当事者です。私は言語聴覚士として業務していく中で吃音に悩むことが多々ありました。しかし，当時は徳島に吃音の相談ができる場所がありませんでした。そこで「言友会」という吃音の自助グループの存在を知り，徳島にも言友会があればと思うようになりました。そして，2022（令和4）年6月に徳島の吃音当事者や保護者，支援者が一堂に会して吃音について悩みを共有し分かち合う徳島言友会は結成されました。「吃音があっても，豊かに生きる」を基本的な考えとして，毎月テーマを決め話し合ったり悩みを共有したりしています。また，言友会の存在が啓発活動になり相談できる場所がたくさん増えれば徳島県における吃音問題へのアプローチになればと思います。

（2）とくしま発達しあわせネット

　徳島市を拠点とする発達障害の支援団体である。発達支援にかかわる家族を中心に，スポーツ（サッカー教室）を通じた遊びの余暇の提供や，発達障害に関する研修会，4月2日の世界自閉症啓発デーの徳島市内での取り組みを通じて啓発活動を行っている。また，地域での多職種間の支援者とのつながりを生かし，その場は支援者同士の交流の場ともなっている。

> **主催者の設立の想い**
>
> 　運動が好きでも地元のスポーツチームに入ることや活動理解が難しい，集団になじめない，障害への理解をなかなか受け入れてもらえないなどの問題を抱える保護者の声を聞き，2006（平成18）年から発達支援対象のサッカー教室を始めました。サッカーを通して，運動が得意でないお子さんも，基本動作のボール遊びを通じて，身体を楽しく動かす経験を積むことができます。その中で親子のコミュニケーションの時間を大切にし，活動を進めています。子どもが活動を通じて成功体験を積み重ねていくことを大切にしている一方で，保護者や家族も運動を通して明るく前向きになっていくことを期待しています。

　従来の発達支援のような形式的な活動も重要であるが，余暇活動などの非形式的な支援も地域にとって併せて重要な役割を果たしている。地域のニーズを理解し，言語聴覚士としての使命を感じ，自主的に活動に取り組むことは大変な労力を要するが，自身が成長する機会となると考えられる。

♪ 健診後のフォロー体制の違い ♪♪

　幼児健診の主管は市町村にあるため，健診後のフォロー体制も市町村ごとに異なる対応である。A市の取り組みが145ページに詳細に記載されている。他の市町村でも健診後の発達の遅れが気になる幼児に対して様々な取り組みがなされる。

　公表されている県のうち，埼玉県のB市では，1歳6か月児，3歳6か月児健診において必要と認めた親子に対して心理職等が発達の相談を実施している。C市では1歳6か月児健診事後指導として，心理職等，家庭児童相談員，保健師が集団指導や個別相談を行っている。健診後に限った支援ではないが，言語聴覚士が担当して，発達の相談，言語発達の相談と指導を担っている市町村もある。

　沖縄県で市町村に健診後の「発達が気になる子」のフォロー体制を調査したところ[11]，回答があった市町村の80％が発達相談を，58％が巡回支援を，53％が健診事後教室を実施していた（複数回答）。また，かかわる職種も発達相談では，心理職が多く，保健師，言語聴覚士と続いた。その中で課題として，人口規模の小さな地域は障害児等療育支援事業を利用した医療機関などの専門機関による相談実施が多く，地域独自の取り組みは少なかった。

　早期発見ができても，その後の支援がなければ，子どもの発達を促進することに課題が残る。その意味でも，健診後のフォロー体制の構築は重要である。市町村で様々な取り組みが実施されているが，言語に遅れを示す幼児のために健診時やフォロー時の担当に言語聴覚士の起用が拡大されることが望まれる。

〔引用文献〕

1）こども家庭庁：令和4年度新生児聴覚検査の実施状況等について（令和6年3月22日）

2）厚生労働省：児童発達支援センターの位置づけについて．p.4，2021

3）中川信子ほか：言語聴覚士のための乳幼児健診入門ガイド，日本言語聴覚士協会．pp.13-32，2023

4）全国児童発達支援協議会監修，宮田広善ほか：新版　障害児通所支援ハンドブック　児童発達支援　保育所等訪問支援　放課後等デイサービス，エンパワメント研究所，pp.77-114，2020

5）小枝達也：5歳児健診—20年間の経験．認知神経科学，19（1）：7-13，2017

6）文部科学省HP：文部科学省特別支援教育資料（令和3年度）　第一部　データ編．p.50，2022

7）高齢・障害・求職者雇用支援機構障害者職業総合センターHP：就労支援のためのアセスメントシート活用の手引．2023

8）篠田朋子・納富奈緒子・服巻智子：見える会話—コミック会話等を活用した自閉症スペクトラムの人の会話支援，ASDヴィレッジ出版，pp.25-30，2010

9）赤壁省吾：学齢期の社会性とコミュニケーション言語の発達．小児リハ，**14**：66-76，2022

10）篠原里奈：支援者が考える不器用な子にとってのスポーツの意味．北　洋輔・澤江幸則・古荘純一編：DCD・不器用な子も楽しめるスポーツがある社会のために—運動に悩む子・先生・コーチへのメッセージ，金子書房，pp.76-86，2022

11）大城勇輝ほか：令和2年度「市町村乳幼児健診事後フォロー事業実施に関する調査および乳幼児健診事後教室実施状況調査」．沖縄の小児保健，**49**：16-23，2022

〔参考文献〕

- こども家庭庁：障害児支援の体系①—平成24年児童福祉法改正による障害児施設・事業の一元化．1　障害児支援施策の概要　（1）障害児通所支援・障害児入所施設の概要
- 厚生労働省：児童福祉法等の一部を改正する法律（令和4年法律第66号）の概要
- 横浜市：障害児通所支援事業ご利用の手引き
- 二本柳覚：図解でわかる障害福祉サービス，中央法規出版，2022
- 中川信子：健診とことばの相談1歳6か月健診と3歳児健診を中心に，ぶどう社，1998
- 文部科学省HP：特別支援教育の現状．新しい時代の特別支援教育の在り方に関する有識者会議　報告（令和3年1月）参考資料10　有識者会議参考資料
- 文部科学省HP：共生社会の形成に向けたインクルーシブ教育システム構築のための特別支援教育の推進（報告）（平成24年7月23日）
- 文部科学省HP：2．教員以外の専門スタッフの参画．初等中等教育分科会（第103回）配布資料一覧　資料2-2　3．（1）専門性に基づくチーム体制の構築
- 日本言語聴覚士協会：特別支援教育を理解し対応するために（2018年11月1日）
- 厚生労働省：放課後等デイサービスガイドライン（令和6年7月）
- 文部科学省HP：2．「チームとしての学校」の在り方．初等中等教育分科会（第102回）配布資料一覧　資料2-2
- 文部科学省・厚生労働省：教育と福祉の一層の連携等の推進について（通知）（平成30年5月24日）
- 赤壁省吾：就労と自立—言語聴覚士の立場から．深浦順一・内山千鶴子・城間将江ほか編：図解言語聴覚療法技術ガイド　第2版，文光堂，pp.202-206，2022

【第4章　まとめ】
- 妊娠から乳幼児期の障害を支える制度と支援の原則とプロセスをまとめてみよう。
- 幼児期の障害児を支える制度と支援の原則とプロセスをまとめてみよう。
- 学童期の障害児を支える制度と支援の原則とプロセスをまとめてみよう。
- 青年期・成人期の障害児・者を支える制度と支援の原則とプロセスをまとめてみよう。
- それぞれの時期の支援の実際を比較してみよう。
- それぞれの時期の支援の違いの異なる点を書き出してみよう。

索　引

● 数字・英字

5歳児健診	146
ADL	70
advanced care planning（ACP）	104
CBR	2
ICF	3
ICT	11
IL運動	2
IPE	156
MCI	109
NHS	130
QOL	168

● い

医学モデル	3
意思決定支援	23
意思疎通支援事業	38, 116
意思疎通支援者	116
――の派遣	119
――の養成	120
医療的ケア児	38
医療保険	45
インクルーシブ教育	152
インフォーマル支援	12, 60

● え

エンパワメント	5

● お

オープン就労	162

● か

介護医療院	57
介護支援専門員	51
介護負担感	22
介護保険サービス	52
介護保険制度	48
介護保険法	47, 58
介護予防	15, 58, 108
介護予防・生活支援サービス事業	58
介護予防・日常生活支援総合事業	108
介護老人福祉施設	57
介護老人保健施設	57
外出同行支援	119
外部専門家	36, 45, 156
外来リハビリテーション	79
かかりつけ医	89
かかりつけST	121
学童期	151
――の障害児支援	156
家族会	12
家族支援	21
学校教育法	33, 40
活　動	10
通いの場	113
環境因子	11
患者会	12
緩和医療	101

● き

キーパーソン	104
機能訓練指導員	56
基本チェックリスト	58, 110
虐　待	22
教育基本法	39
共　助	111
居宅介護サービス	52, 54

176

索　引

居宅介護支援事業所	12
居宅訪問型児童発達支援	139

● く

クローズ就労	162

● け

ケアマネジメント	50
ケアマネジャー	51
ケアラー	21
軽度認知機能障害	109
限局性学習症	42
言語聴覚士等による訪問看護	55
健診後のフォロー	140

● こ

公衆衛生	29
厚生労働大臣が定める疾病等	56
公　助	111
公的扶助	29
高年齢者雇用安定法	79
合理的配慮	167
国際生活機能分類	3
互　助	111
孤　食	15
個人因子	11
個人情報	20
こども家庭センター	134
コーピングリスト	168
個別支援計画	143
コミック会話	168
コミュニケーション支援	75
コミュニティ	9
コンピテンシー	17

● さ

災害リハビリテーション	122
在宅医療	46
在宅療養支援診療所	89
サービス担当者会議	51

サブアキュート	70
参　加	11

● し

自己決定権	20
施設サービス	53
失語症サロン	118
失語症者向け意思疎通支援事業	115
失語症者向け意思疎通支援者派遣事業	119
失語症者向け意思疎通支援者養成事業	116, 119
失語症デイサービス	123
自　助	111
児童発達支援	43, 138, 139
児童発達支援管理責任者	143, 158
児童福祉法	32
自閉スペクトラム症	41
社会的環境	11
社会的包摂	5
社会福祉	29
社会保険	28
社会保障制度	28
社会モデル	3
重層的支援体制整備事業	15
就　労	37, 79, 161
就労移行	165
就労支援	37, 163, 165
受給者証	142
終末期	16, 101, 103
巡回支援	141
巡回相談	36
障害児支援利用計画	143
障害児相談支援事業所	142
障害児通所支援	138
障害者基本法	30
障害者虐待防止法	31
障害者雇用	161, 164
障害者雇用促進法	30, 164
障害者差別解消法	32
障害者就業・生活支援センター	163
障害者就労支援	37
障害者総合支援法	30
――の給付	36
――の事業	36

177

索引

障害者相談支援事業所	142
障害者手帳	34
障害者に関する法律	29
情報通信技術	11
職業準備性ピラミッド	82
職業復帰	80
職場適応援助者（ジョブコーチ）支援事業	163
ジョブコーチ支援事業	163
ジョブマッチング	162
自　律	8
自　立	8
自立活動	44
神経難病	16
心身機能	4, 10
人生会議	104
新生児聴覚検査	130
新生児マススクリーニング	129
身体構造	4, 10
身体障害者福祉法	31
人的環境	11
診療情報提供書	73

す

健やか親子21	63

せ

生活困窮	15
生活再建	71
生活の質	168
成人期	68
精神保健福祉法	31
青年期	160
セーフティネット	28
セルフアドボカシー	161, 162
ゼロ次予防	109
先天性代謝異常等検査	129

そ

相談支援事業所	12
ソーシャル・インクルージョン	5

た

退院直後	70
多機関連携	17, 156
多死時代	101
多職種連携	17
多職種連携教育	156
ターミナルケア加算	102

ち

地域完結型医療	45
地域共生社会	13
地域ケア会議	114
地域言語聴覚療法	8
地域支援事業	58, 108
地域障害者職業センター	80
地域食堂	16, 23
地域生活支援事業	37
地域包括ケアシステム	12, 108
地域包括ケア病棟	70
地域包括支援センター	12
地域リハビリテーション	6
――の定義	1
地域リハビリテーション活動支援事業	58
地域連携クリティカルパス	45
地域若者サポートステーション	164
知的障害者福祉法	31
チームオレンジ	92
チーム学校	153
注意欠如多動症	40, 42
超高齢社会	101

つ

通級指導教室	151
通所介護	55
通所受給者証	142
通所リハビリテーション	55, 80

て

出前講座	113

● と

特定疾病	48
特別支援学級	64
特別支援学校	64
特別支援教育	44, 151, 156
特別支援教育コーディネーター	159
トライアングルプロジェクト	155

● な

治し，支える医療	46, 89
難聴のハイリスク要因	130
難病	16
難病相談支援	93

● に

二次障害	167
日常生活動作	70
日常生活用具	94
乳幼児健康診査	33, 131
乳幼児健診制度の変遷	63
乳幼児健診後のフォロー体制	143, 145
認知症カフェ	91
認知症基本法	58
認知症ケアパス	91
認知症サポーター	92
認知症サポート医	93
認知症施策	58
認知症施策推進大綱	59
認知症疾患医療センター	92
認知症情報連携シート	91
認知症短期集中支援チーム	91
認知症地域支援推進員	91
認認介護	22
妊婦健診	129

● の

脳血管疾患等リハビリテーション料	47
脳卒中発症後の経過と復職率	83
脳卒中モデル	94
ノーマライゼーション	4

● は

廃用症候群モデル	94
ハイリスクアプローチ	58
発達障害者支援法	41
ハラスメント	21

● ひ

ピアサポート	169

● ふ

フィジカルアセスメント	19
フォーマル支援	11, 60
福祉機器	37
福祉制度	29
福祉的就労	161
復職	79
物的環境	11
フレイル	110

● へ

別表第7	55
別表第8	55
ヘルスリテラシー	21

● ほ

保育所等訪問支援	139, 141, 144
放課後等デイサービス	139, 153, 157
訪問看護	55
訪問看護ステーション	89
訪問リハビリテーション	54, 80
保健医療	29
保健室活動	23
母子健康手帳	128
母子保健関連施策	128
母子保健法	32
ポストアキュート	70
補装具	94
補装具費支給制度	37
ポピュレーションアプローチ	58

索 引

● ま

マクロレベル	*9*

● み

見える会話	*168*
ミクロレベル	*9*
看取り	*101*

● め

メゾレベル	*9*

● や

ヤングケアラー	*22*

● よ

要介護区分	*50*
要介護認定	*49*

● ら

ライフステージ	*67*

● り

リスク管理	*19*
リハビリテーションマネジメント	*90*
リハビリテーション料	*47*
療育手帳	*34*

● ろ

老老介護	*22*

〔執筆分担〕

内山千鶴子　第2章Ⅱ節，Ⅲ節／第4章Ⅰ節
黒川　容輔　第1章Ⅰ節／第2章Ⅵ節／第3章Ⅱ節2
黒羽　真美　第2章Ⅰ節，Ⅳ節，Ⅴ節／第3章冒頭，Ⅰ節1
赤壁　省吾　第4章Ⅳ節
太田　裕樹　第4章Ⅲ節
近藤　茂瑠　第3章Ⅱ節2コラム　災害リハビリテーションと言語聴覚士の役割
佐藤　誠一　第3章Ⅱ節2コラム　失語症デイサービス
清水　宗平　第3章Ⅰ節4
志和　智美　第3章Ⅰ節2
中島　悠紀　第4章Ⅱ節
萩野　未沙　第3章Ⅱ節1
不破本純子　第3章Ⅰ節5
山口　勝也　第3章Ⅰ節3
山本　徹　　第1章Ⅱ節
吉村知佐子　第4章Ⅰ節

クリア言語聴覚療法　11
地域言語聴覚療法

2025年（令和7年）1月10日　初版発行

編著者　内山　千鶴子
　　　　黒川　容輔
　　　　黒羽　真美
発行者　筑紫　和男
発行所　株式会社　建帛社　KENPAKUSHA

〒112-0011　東京都文京区千石4丁目2番15号
TEL（03）3944-2611
FAX（03）3946-4377
https://www.kenpakusha.co.jp/

ISBN 978-4-7679-4561-3　C3047　　教文堂／ブロケード
©内山・黒川・黒羽ほか，2025.　　　Printed in Japan
（定価はカバーに表示してあります）

本書の複製権・翻訳権・上映権・公衆送信権等は株式会社建帛社が保有します。
JCOPY〈出版者著作権管理機構　委託出版物〉
本書の無断複製は著作権法上での例外を除き禁じられています。複製される場合は，そのつど事前に，出版者著作権管理機構（TEL03-5244-5088，FAX03-5244-5089，e-mail：info@jcopy.or.jp）の許諾を得て下さい。